Gerda Flemming

Die Methode Dorn

Eine sanfte Wirbel- und Gelenktherapie

Zeichnungen von Martin Tiefenthaler
Porträtzeichnung Dieter Dorns von Herta Hansen
Titelfoto: IFA-Bilderteam

Die Deutsche Bibliothek – CIP-Einheitsaufnahme

Flemming, Gerda:
Die Methode Dorn: eine sanfte Wirbel- und Gelenktherapie / Gerda Flemming. [Zeichn. von Martin Tiefenthaler]. – 7. Aufl. – Aurum in J. Kamphausen Verl., Bielefeld 2001
(Ganzheitlich gesund)
ISBN 3-89901-407-3
(früher erschienen im Aurum Verlag ISBN 3-591-08407-7)

7. Auflage 2001
ISBN 3-89901-407-3

Gesamtherstellung: Westermann Druck Zwickau GmbH

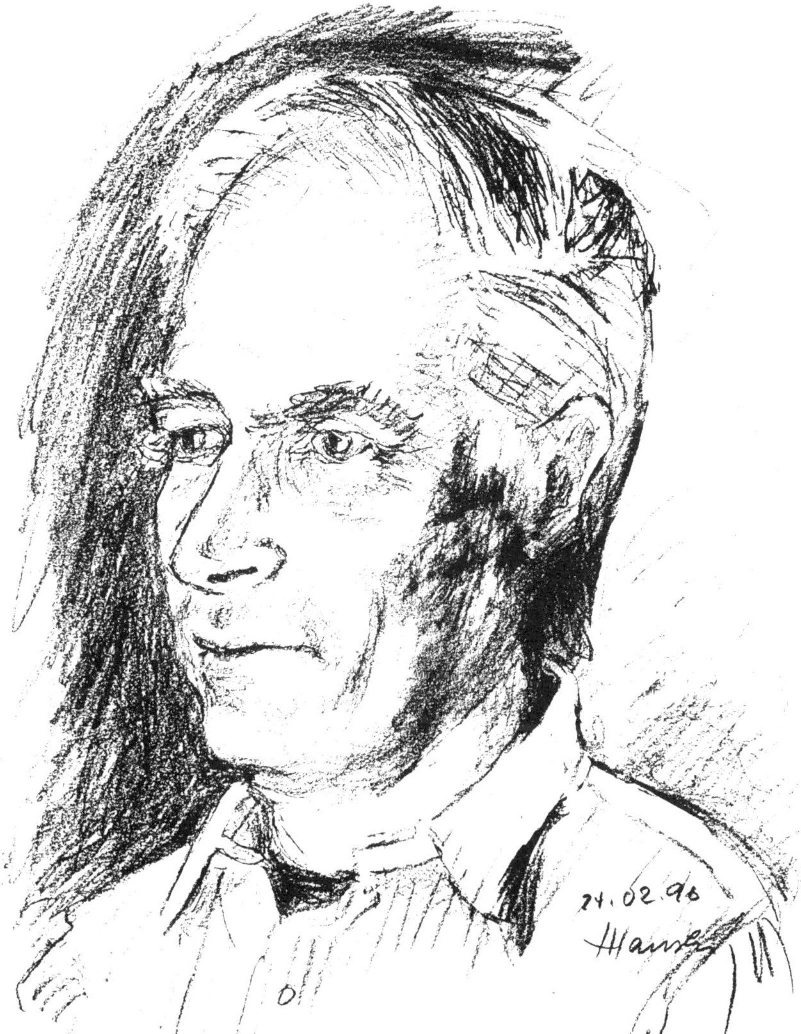
24.02.96

Wichtiger Hinweis

Dieses Buch macht Sie mit einer sanften Wirbel- und Gelenktherapie bekannt und bietet, wie im Vorwort von Dr. med. Thomas Hansen formuliert, „eine wertvolle Ergänzung und Vertiefung der Praxis“. Um eine solche Methode zu erlernen, ist immer praktische Anleitung und Erfahrung nötig.

Autorin und Verlag weisen zudem ausdrücklich darauf hin, daß die Selbsthilfeübungen, die in diesem Buch vorgestellt werden, nur nach vorheriger Anleitung durch einen erfahrenen Therapeuten gemacht werden sollten.

INHALT

ZUM GELEIT

Dieses Buch behandelt ein nicht nur für Ärzte und Angehörige der heilenden Berufe wichtiges Thema. Vorgestellt wird eine sanfte, ungefährliche und dennoch sehr wirksame Methode, um Fehlstellungen von Wirbeln und Gelenken zu behandeln: die Methode Dorn.

In der Geschichte der Medizin – wie der Wissenschaften überhaupt – sind es oft Außenseiter gewesen, die wichtige neue Erkenntnisse beisteuerten. So auch hier.

Als ich vor fünfzehn Jahren als Arzt für Orthopädie aus meiner norddeutschen Heimat ins Allgäu kam, hörte ich immer wieder, daß die Menschen in meiner ländlichen Umgebung einen medizinischen Laien namens Dieter Dorn aufsuchten, wenn es darum ging, Beschwerden vor allem an der Wirbelsäule, am Rücken oder in den Gelenken zu lindern oder zu heilen. Schließlich ergriff auch ich zusammen mit meiner Frau die nächste Gelegenheit, um Dieter Dorn aufzusuchen und seine Methode am eigenen Leib zu erfahren. (Denn wer hat nicht gelegentlich Rückenschmerzen?!)

Wir waren sehr beeindruckt und in der Folgezeit immer mehr überzeugt von dieser Methode und nicht weniger von der integren und liebevollen Persönlichkeit Dieter Dorns sowie von seinem umfassenden Wissen über das Wesen des Menschen und seine wechselseitigen Beziehungen zur Natur, aus der er kommt, die ihn umgibt und gegen deren Gesetzte er dennoch so oft verstößt.

Die „Methode Dorn“ ist viel mehr als eine Anleitung zur Wirbelkorrektur. Sie gibt darüber hinaus tiefe Einblicke in die Ganzheit des Menschen sowie Aufschlüsse über die Wechselwirkungen zwischen den einzelnen Regionen seines materiellen Körpers und die Beziehungen, die zwischen dem materiellen Körper und dem Energiekörper, der Psyche und der ihn umgebenden Natur bestehen.

Wie Dieter Dorn selbst begrüße ich dieses Buch mit großer Freude und voll Dankbarkeit für die Verfasserin Gerda Flemming, die in sachlich klarer und kompakter, aber auch von innerer Begeisterung getragener Sprache in die Methode Dorn einführt. Gewiß bedarf es zum Erlernen einer Methode immer der praktischen Anleitung und Erfahrung (Seminare, Kurse, Hospitieren), aber auch der Ergänzung und Vertiefung durch ein gutes Buch – wie es jetzt vorliegt. Es sei allen Ärzten, Angehörigen der Heilberufe, aber auch interessierten Laien, betroffenen Patienten und deren Angehörigen wärmstens empfohlen.

Dr. med. Thomas Hansen
Facharzt für Chirurgie und Orthopädie

VORWORT

Das Thema „Rückenschmerzen“ beschäftigt nicht nur leidende Patienten, sondern auch Ärzte, Heilpraktiker und Gesundheitspolitiker – letztere vor allem wegen der hohen Kosten, welche Diagnose und Therapie von Rückenschmerzen verursachen, und das sehr oft ohne nennenswerten Erfolg.

Eine Kosten-Nutzen-Analyse der US-amerikanischen Gesundheitsbehörde führte zu einem überraschenden Ergebnis: Bei Rückenschmerzen ist Aspirin das wirksamste Medikament und die Chiropraktik, ein Naturheilverfahren, bietet die effektivste Therapie. Auch in Deutschland muß man sich angesichts leerer Kassen im Gesundheitswesen etwas einfallen lassen. Ab 1996 wird ein neues Konzept zur Behandlung von Rückenschmerzen in einem groß angelegten Modellversuch getestet. Ohne den Ergebnissen vorgreifen zu wollen: Es kann als sicher gelten, daß die Hinwendung zu alternativen Heilmethoden auch bei uns ein Schritt in die richtige Richtung ist.

Der erwähnten amerikanischen Studie zufolge hatten von einem Chiropraktiker behandelte Patienten um ein Drittel weniger Schmerzen und waren auch beweglicher als Patienten von Krankengymnasten.[1]

Allerdings ist die Chiropraktik nicht unumstritten. Es kommt leider manchmal vor, daß sich die Beschwerden nach einer Behandlung verschlimmern, und vereinzelt sollen chiropraktische Behandlungen sogar zu Todesfäl-

* Alle Anmerkungen sind ab Seite 151 zusammengefaßt.

len geführt haben. Dazu kommt, daß ein Wirbel oder ein Gelenk höchstens dreimal „eingerenkt“ werden sollte. Danach sind Bänder und Sehnen überdehnt, und für diese Patienten gibt es keine Hilfe mehr – jedenfalls nicht innerhalb der Chiropraktik.

Hier setzt die Methode Dorn an. Sie ist eine sanfte Wirbel- und Gelenktherapie. Herausgerutschte Wirbel werden mit einem Daumendruck eingerichtet, wobei die Muskeln in Bewegung sein müssen.

Es gibt also einen ganz wesentlichen Unterschied zwischen der Chiropraktik und der Methode Dorn: In der Chiropraktik geschieht das Einrenken durch die überraschende, blitzschnelle Dehnung beziehungsweise Überdehnung der Sehnen und Bänder, welche den Muskel halten, wodurch der Wirbel wieder in seine ursprüngliche Position rutschen kann. Bei der Methode Dorn bewirkt die Bewegung, die der Patient während des Daumendruckes ausführt, daß der Muskel nachgeben kann. Bei dieser Methode werden Sehnen und Bänder nicht gedehnt oder gar überdehnt, sie passen sich vielmehr innerhalb kurzer Zeit an und können ihre Aufgabe, nämlich mitzuhelfen, daß die Wirbel in ihrer Position bleiben, wieder erfüllen.

Ein zusätzlicher Vorteil der Methode Dorn ist, daß die Patienten ihre Übungen nach Anleitung durch den Therapeuten zu Hause selbst machen können. Sei es die Behandlung von Beinlängendifferenzen, das Einrichten von Gelenken oder die Heilung von Skoliosen – bei entsprechender Mitarbeit des Patienten kann alles bewerkstelligt werden.

Hinzu kommt noch der ganz wichtige Aspekt des „Heilens *über* die Wirbelsäule“: Im Wirbelkanal verläuft das Rückenmark mit den gebündelten Nervensträngen. Nervenpaare treten aus den Wirbellöchern aus, um „ihr“

Organ zu versorgen. Bei Wirbelfehlstellungen, auch bei geringfügigen, sind die Nerven nur eingeschränkt oder gar nicht in der Lage zu arbeiten. Dann kann es sein, daß nicht nur der bekannte Ischiasschmerz einsetzt, sondern daß sämtliche Organe sowie jedes Gewebe, ja alle Zellen des Körpers, die von feinsten Nervenfasern erreicht und gesteuert werden, unterversorgt sind und ihre Aufgabe ganz oder teilweise nicht mehr erfüllen können.

Beobachtungen, die Dieter Dorn im Laufe von achtzehn Jahren immer wieder gemacht hat, weisen zudem darauf hin, daß es einen Zusammenhang zwischen der Behandlung von Wirbel- und Gelenkfehlstellungen nach seiner Methode einerseits und den Meridianen der chinesischen Medizin andererseits gibt. Auch auf diese Zusammenhänge werden wir hier eingehen.

Viele Menschen haben Angst, sich an der Wirbelsäule behandeln zu lassen. Es ist ein Anliegen dieses Buches, ihnen diese Angst zu nehmen. Doch dieses Buch soll nicht nur der Patienteninformation dienen. Es soll auch Ärzte und Heilpraktiker neugierig machen und zur Beschäftigung mit dieser Methode anregen. Es gibt noch nicht genug Therapeuten in Deutschland, der Schweiz und Österreich, die nach der Methode Dorn arbeiten. Ich wünsche mir, daß es bald viele mehr sein werden.

Dieter Dorn danke ich für die große Freundlichkeit, mit der er und seine Frau mich aufgenommen haben, für seine Geduld und seine Bereitschaft, mich in seiner Methode zu unterweisen.

WIE DIETER DORN ZU SEINER METHODE FAND

Die Familie Dorn bewirtschaftet im Allgäu einen Bauernhof und ein Sägewerk. Für diese anstrengende Arbeit ist körperliche Gesundheit, wir sagen heute Fitness, die wichtigste Voraussetzung. Eines Tages wurde Dieter Dorn von einem Hexenschuß erwischt und konnte seiner Tätigkeit nicht mehr nachgehen. Da erinnerte er sich, daß er von einem alten Mann aus einem Nachbardorf gehört hatte, der solche Beschwerden auf eine merkwürdige Art und Weise, schmerzlos und rasch heilte. Dieter Dorn suchte ihn auf und wurde geheilt, mit einem Daumendruck.

Als er sich von seiner Überraschung erholt hatte, wollte er von dem alten Mann wissen, ob man lernen könne, so zu be„handeln". Der Mann antwortete: „Du brauchst es nicht zu lernen, du kannst es." Und er forderte Dieter Dorn auf, mit dieser Methode weiterzuarbeiten, da er selbst nicht mehr lange leben würde.

Wenige Monate später starb der fast Achtzigjährige an Krebs, was für Dieter Dorn bedeutete, daß er sich „seine Methode" tatsächlich selbst erarbeiten mußte.

Dorns erste Patientin war seine Frau, die seit zehn Jahren an Kopfschmerzen gelitten hatte. Diese furchtbaren Schmerzen verschwanden nach der Behandlung ebenso rasch wie sein Hexenschuß verschwunden war, und sind seitdem nicht wiedergekommen. Danach begann er, Nachbarn, Kollegen und Kunden zu behandeln. Mit der Zeit kamen immer mehr Hilfesuchende zu Dieter Dorn, und vielen hat er helfen können. Es mag vielleicht überraschen, aber immer wieder gehören auch Ärzte, ja sogar

Orthopäden zu seinen Patienten und anschließend oft auch zu seinen Schülern.

Auch Dr. Thomas Hansen, Facharzt für Chirurgie und Orthopädie, hatte von Dieter Dorn gehört und Kontakt zu ihm aufgenommen. Er stellte Dorn Fachliteratur zur Ergänzung seines Wissens zur Verfügung, und im Laufe der Zeit ergab sich ein enger Kontakt und eine ausgezeichnete Zusammenarbeit zwischen dem Facharzt und dem Heiler ohne Universitätsdiplom.

Dieter Dorn grenzt seine Methode streng gegen die Chiropraktik ab. Beide Methoden haben zwar dasselbe Ziel, nämlich Wirbel einzurichten, die Wege, die zu diesem Ziel führen, sind jedoch grundverschieden.

Bei der Methode Dorn werden die Wirbel durch seitlichen Druck auf den Dornfortsatz oder auch, wo dies möglich ist, durch einen Druck auf den entsprechenden Querfortsatz eingerichtet. Das erfordert viel Einfühlungsvermögen seitens des Behandlers, „die Begabung“, wie Dorn sagt, die eben nicht jeder hat. Aus diesem Grund wandte man sich in der Chiropraktik dem Strecken und Dehnen der Wirbelsäule zu. Der Chiropraktiker arbeitet also nicht gezielt an bestimmten Wirbeln, sondern „streckt“ die Wirbelsäule seines Patienten in der Regel mit einer ruckartigen Bewegung, die den Wirbel wieder an seinen Platz bringen soll. Das ist allerdings nicht ungefährlich und kann ernsthafte Verletzungen nach sich ziehen. Im Gegensatz dazu ist die Methode Dorn völlig ungefährlich, wenn sie von entsprechend ausgebildeten Therapeuten angewandt wird.

DIE WIRBELSÄULE

Die Wirbelsäule ist die senkrechte Achse, die unseren Körper aufrecht hält, aber dennoch äußerst flexibel ist. Sie besteht aus 32 bis 34 übereinander angeordneten Wirbeln, und zwar sieben Halswirbeln, zwölf Brustwirbeln, fünf Lendenwirbeln, fünf zum Kreuzbein zusammengewachsenen Kreuzbeinwirbeln und drei bis fünf rudimentären, ebenfalls zusammengewachsenen Steißbeinwirbeln.

Halswirbelsäule – HWS[1]

Brustwirbelsäule – BWS[2]

Lendenwirbelsäule – LWS[3]

Kreuzbein mit Steißbein[4]

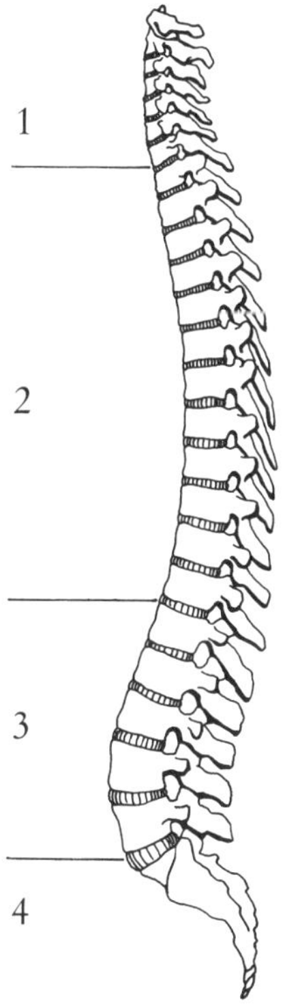

Abbildung 1

Zwölf Rippenpaare sind mit den Brustwirbeln und teilweise auch mit dem Brustbein gelenkig verbunden und bilden zusammen den Brustkorb.

Jeder Wirbel besteht aus einem Wirbelkörper, einem Wirbelbogen, einem Dornfortsatz, zwei Querfortsätzen sowie zwei oberen und zwei unteren Gelenkfortsätzen.

Die Abbildungen 2 und 3 zeigen einen *Lendenwirbel* von oben beziehungsweise von der Seite.

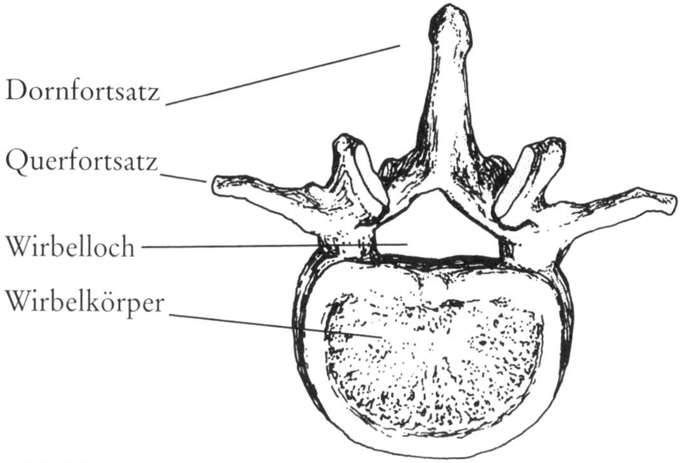

Abbildung 2

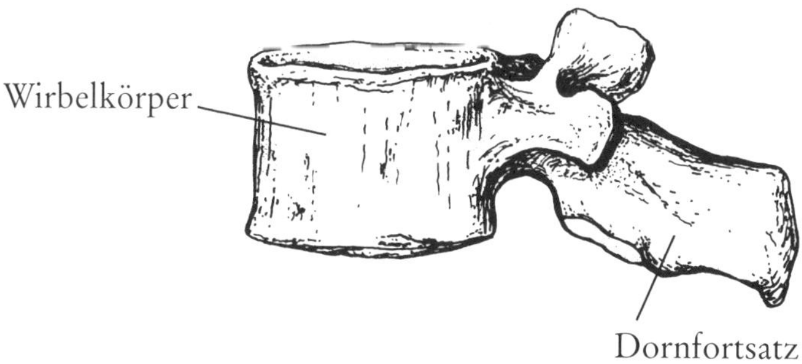

Abbildung 3

Im Zusammenhang mit dem Thema dieses Buches spielt der Dornfortsatz eine besondere Rolle. Das ist der Teil des Wirbels, der nach hinten bis unter die Haut des Rückens vorspringt und dort ertastet werden kann. An manchen Stellen sind die Dornfortsätze sogar deutlich zu sehen. An diesen Dornfortsätzen werden die Wirbel bei der Behandlung nach Dorn geschoben.

Die Wirbelsäule ist längst nicht so zerbrechlich wie man vielleicht denkt, wenn man sie an einem Skelettmodell betrachtet. Die Wirbel sind mit Knorpeln und Gelenken verbunden und zudem durch zahlreiche Bänder gesichert.

Zwischen den einzelnen Wirbelkörpern vom Axis, dem zweiten Halswirbel, bis zum Kreuzbein liegen 23 Zwischenwirbelscheiben oder Bandscheiben. Diese Bandscheiben bestehen aus Faserknorpel und enthalten den wasserhaltigen Nucleus pulposus, der wie ein kugelförmiges Wasserkissen wirkt.

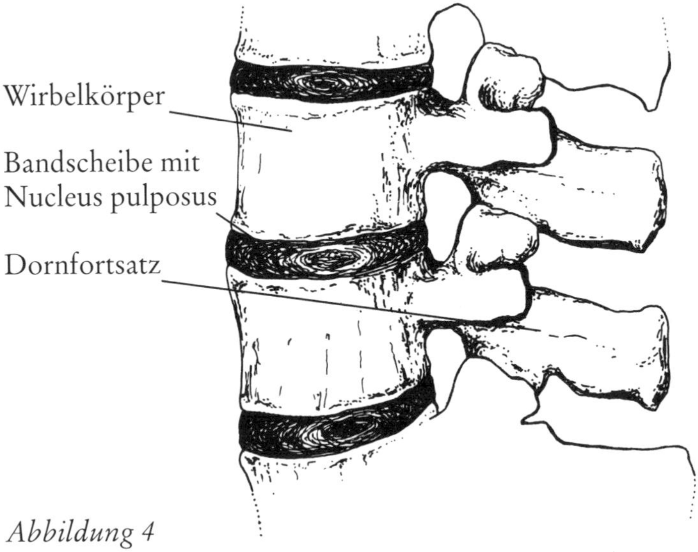

Abbildung 4

Die Bandscheiben sorgen für die Beweglichkeit der Wirbelsäule, denn beim Beugen verschiebt sich der Nucleus pulposus. Im ungünstigsten Fall kann er dabei aus der Bandscheibe herausgedrückt werden (Bandscheibenvorfall).

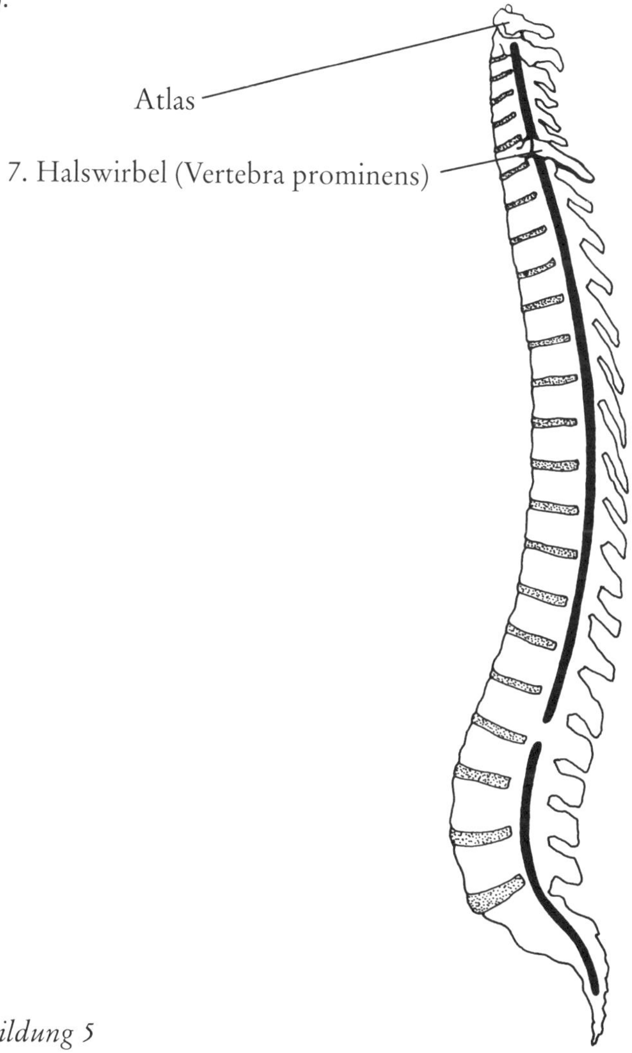

Abbildung 5

Die Wirbelsäule hält den Körper aufrecht, trägt den frei beweglichen Schädel und stützt Schulter- und Beckengürtel. Die Wirbelkörper werden nach unten hin immer größer, weil das Gewicht, das sie zu tragen haben, ebenfalls nach unten hin zunimmt.

Die Doppel-S-Form der Wirbelsäule (siehe Abbildung 5) und die Zwischenwirbelscheiben dienen der Abfederung und schützen das empfindliche Gehirn vor Erschütterungen. Eine weitere wichtige Aufgabe der Wirbelsäule besteht darin, durch Ausgleichsbewegungen beim Gehen und Stehen für die Erhaltung des Gleichgewichts zu sorgen. Das Volumen des Brust- und Bauchraums verändert sich mit der Atmung, bei der Nahrungsverarbeitung und ganz extrem während der Schwangerschaft. All diesen Veränderungen muß sich die Wirbelsäule anpassen.

Wenn alle Wirbel übereinandergestellt sind, bilden die Wirbellöcher (siehe Abbildung 2) den Wirbelkanal, der das empfindliche Rückenmark enthält. Das Rückenmark wird durch die Wirbelbögen geschützt.

Zwischen je zwei benachbarten Wirbeln ist ein Loch ausgebildet, das Zwischenwirbelloch, durch das die Rückenmarksnerven (Spinalnerven) austreten, welche zu den verschiedenen Hautbezirken gehören, zu den inneren Organen führen und diese versorgen.

Der Mensch ist das einzige „Wirbeltier" mit einem Knick zwischen Lendenwirbelsäule und Kreuzbein, der durch den aufrechten Gang zustandegekommen ist. Der aufrechte Gang hat offenbar seinen Preis, denn dieser Knick verursacht eine stärkere Beanspruchung der Wirbelsäule. Schäden an der dritten bis fünften Lendenwirbelzwischenscheibe treten sehr viel häufiger auf als Schäden an anderen Bandscheiben.

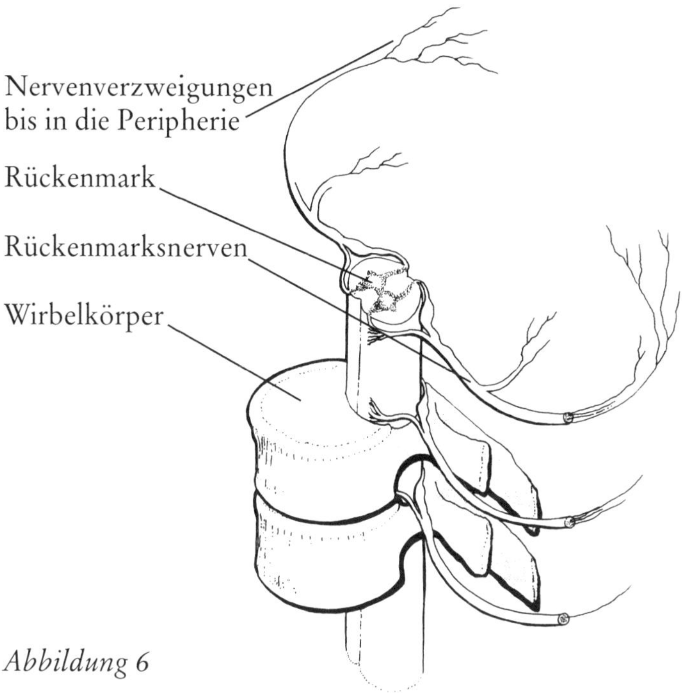

Abbildung 6

In dem bereits erwähnten Artikel in der Zeitschrift „Focus“[2] wird auch dargestellt, auf welche Bereiche der Wirbelsäule sich Rückenschmerzen, statistisch gesehen, verteilen:

36 %	aller Patienten haben Schmerzen im Bereich der Halswirbelsäule,
2 %	im Brustwirbelbereich,
62 %	im Bereich der Lendenwirbelsäule.

„Jeder dritte Deutsche leidet unter Rückenschmerzen, und trotz teuerster Untersuchungstechniken bleibt bei 60 bis 80 Prozent der Patienten … „die genaue Ursache der

Schmerzen unklar", wie Professor Jan Hildebrand, Leiter der Schmerzambulanz der Universitätsklinik Göttingen feststellt.[3] Der volkswirtschaftliche Schaden, der dadurch entsteht, ist enorm. Etwa zwanzig Milliarden Mark kosten Behandlung und Arbeitsausfälle im Jahr. Immerhin ein Drittel der Fehlzeit in den Betrieben geht auf das Konto von Muskel- und Skeletterkrankungen.

URSACHEN VON WIRBELFEHLSTELLUNGEN

Auf die Frage nach der Ursache ihrer Beschwerden bekommen Patienten oft zu hören, ihre Bandscheiben seien abgenützt. Das ist irreführend. Eine Maschine nützt sich ab, nicht jedoch der Mensch. Jede Zelle des Körpers erneuert sich ständig, weil der Organismus von Natur aus auf Heil-sein ausgerichtet ist. Dies ist auch im Bereich der Wirbelsäule und der Bandscheiben so. Dieter Dorn sagt zu diesem Thema: „Wenn sich Körperteile abnützen würden, müßten ganz zuerst unsere Hände und Finger daran glauben. Nichts wird so oft gebraucht wie unsere Hände, und sie sind, trotz großer Arbeitsleistung, immer gleich lang.“[4] Dorn spricht lieber von einer Bandscheibendeformation. Die Gründe für solche Deformationen und die dadurch bedingte Fehlstellung eines oder mehrerer Wirbel sind vielfältig.

Der schon erwähnte aufrechte Gang des Menschen, das heißt, die Entwicklung, die er im Laufe der Evolution vom Vierfüßler zum Zweibeiner durchgemacht hat, ist der Hauptgrund für die verstärkte Beanspruchung der Bandscheiben im Lendenwirbelbereich. Dazu kommt der chronische Bewegungsmangel des zivilisierten Menschen.

Pränatal können Skoliosen angelegt sein. Auch Schock- und Streßerlebnisse, Unfälle, Stöße, zu hohe Belastungen im Kindes- und Jugendalter oder einseitige Belastungen, beispielsweise bei extremer Rechts- oder Linkshändigkeit, sowie ungleich lange Beine, können dazu führen, daß Wirbel „herausrutschen“, sich verkanten.

Nicht zu unterschätzen ist auch die Beteiligung der Muskeln am Schmerzgeschehen. Muskeln sind „die fleischigen Teile des Körpers, die durch Zusammenziehen und Erschlaffen Bewegung vermitteln."[5] Vor allem die tiefliegenden Rückenaufrichter sind Schmerzquellen. Nackenschmerzen entstehen oft durch einen verspannten Kapuzenmuskel. Bei Streß und falscher Haltung reagieren aber auch die kleineren Muskelstränge zwischen den Wirbeln und die oberflächlichen Quermuskeln mit Verspannungen. Wie Streßschmerz entsteht, erläutert der Arzt und Psychologe, Professor Heinz-Dieter Basler von der Universität Marburg:

„An Mäusen fand man heraus, daß in verspannten, unterdurchbluteten Muskeln Eiweiße (Prostaglandine) freigesetzt werden, die die Schmerzrezeptoren reizen."[6] Zwar sollte man versuchen, durch gymnastische Übungen die Muskeln zu lockern, jedoch helfen einseitige Übungen, etwa zur Stärkung der Rückenmuskulatur, nicht. Wer seine Bandscheiben durch Sport entlasten will, sollte auch die Bein-, Arm- und, ganz wichtig, die Bauchmuskeln stärken.

Auch schlaffe und aufgeschwemmte Muskeln können zur Instabilität im Bereich der Wirbelsäule führen, aber viel öfter entsteht diese Instabilität durch eine zu harte, verspannte Muskulatür. Eine häufige Ursache für zu harte Muskeln sieht Dorn in einer falschen Ernährung:

- Der Organismus ist übersäuert.
- Es wird zu viel Salz aufgenommen.
- Es wird zu wenig getrunken. (Zwei bis drei Liter Wasser oder Tee sollte man täglich trinken.)

Dorn macht darüber hinaus auch psychische Ursachen für verkrampfte Muskeln verantwortlich, etwa Angst oder eine rigide Lebenseinstellung. Vielfach handelt es sich nach seiner Beobachtung um Patienten, die sich an das Gestern klammern, nicht loslassen können.

Patienten mit schlaffer Muskulatur haben oft einen niedrigen Blutdruck, sind leicht resigniert und leiden unter einem allgemeinen Mangel an Lebensfreude. Eine schlaffe, schwammige Muskulatur läßt sich in manchen Fällen über die Wirbelsäule heilen, indem man die Nieren- und Blasennerven freilegt.

Hier wird ganz deutlich, daß Körper, Geist und Seele eine Einheit bilden, und diesen Zusammenhängen verschließen sich auch immer weniger Ärzte. Dennoch blieb ihnen bisher meist nichts anderes übrig als zur Spritze zu greifen oder physikalische Therapien zu verordnen, wohl wissend, daß ein dauerhafter Erfolg sich nicht einstellen konnte, weil die Ursache der Beschwerden trotz modernster und teurer Diagnoseverfahren wie Röntgen, Computertomographie und Kernspin in den meisten Fällen unklar blieb.

Aus diesem Dilemma sollte eine vom Gesundheitsministerium zusammengestellte „Bonner Rückenrunde" führen. Dieses Gremium erarbeitete folgende Empfehlungen: In einem Modellversuch sollen ab 1996 Patienten mit Wirbelsäulenbeschwerden nach sechswöchiger erfolgloser Behandlung noch einmal von Orthopäden und Neurochirurgen untersucht werden. Neu ist, daß ein Psychologe hinzugezogen werden soll.

Das ist ein Schritt in die richtige Richtung. Der Sozialmediziner und Rheumatologe, Professor Raspe, meint: „Wir Ärzte ermutigen die Patienten regelrecht, den Schmerz als ein Problem zu sehen, das sie ausschließlich im Rücken haben. Warum sehen wir nicht, daß Rückenschmerzen möglicherweise Teil eines tiefgründig gestörten Allgemeinbefindens sind?"[7]

Manche Menschen lassen bei Ärger die Schultern hängen, viele reagieren auf Konflikte mit schlechter Haltung und Verspannungen. Wenn eine Krankheit einen Menschen zu einer bestimmten Haltung zwingt, die er freiwillig nicht einnehmen würde, so wird erkennbar, daß etwas nicht stimmt. Innere und äußere Haltung müssen sich entsprechen, sonst sehen wir, daß ein Mensch aufbegehrt, daß es eine Diskrepanz zwischen der Körperhaltung und der nicht gelebten inneren Haltung gibt. Eine Körperhaltung, die dem inneren Wesen eines Menschen nicht entspricht, empfinden wir als unnatürlich. Gefühle wie Furcht, Kummer oder Wut äußern sich oft in der Körperhaltung. Kleine Kinder, die noch nicht gelernt haben, sich zu verstellen, senken bei einer Lüge den Kopf, können ihrem Gegenüber nicht in die Augen sehen. Bei Angst und Schreck ziehen sie die Schultern hoch, sozusagen den Kopf zwischen die Schultern, wie um sich zu verstecken. Das ist häufig zu beobachten und auch ganz natürlich. Wenn ein Mensch jedoch fortgesetzten Belastungen dieser Art ausgesetzt ist und an der entsprechenden Haltung festhält beziehungsweise sie ständig wieder einnimmt, weil es ihm nicht möglich ist, seine Probleme adäquat zu lösen, wird aus der unbewußt produzierten Schutzhaltung ein Verhaltensmuster. Das führt dazu, daß Muskeln sich verkürzen, verspannen und unbeweglich werden. Schmerzen im Schultergürtel und im Nackenbereich sind dann ganz häufig. Und damit schließt sich der Teufelskreis: Diese Schmerzen belasten die Psyche – und die seelische Grundstimmung drückt sich wiederum in der Körperhaltung aus.

Auch in vielen Redewendungen, im Volksmund, wird dieser Zusammenhang deutlich. Wir sprechen beispielsweise von einem aufrichtigen Menschen. Im Laufe der Evolution hat der Mensch einmal den Schritt in die aufrechte Haltung getan. Einerseits mit üblen Folgen für seinen Stützapparat, wie schon ausgeführt wurde, andererseits jedoch ermöglicht ihm diese aufrechte Haltung den Blick zum Himmel und den Gedanken an Gott. Und so, wie sich innere und äußere Haltung entsprechen, erkennen wir Menschen als geradlinig und aufrichtig oder als unaufrichtig. Ein aufmerksamer Beobachter ist in vielen Fällen in der Lage zu erkennen, ob sein Gegenüber aufrichtig mit ihm umgeht oder nicht. Manchen Menschen fehlt es nicht nur an äußerer Haltung, sondern auch an innerem Halt. Der Volksmund spricht auch hier eine deutliche Sprache. Es heißt, Menschen sind haltlos, sie buckeln, kriechen, sind steif oder hartnäckig.

Allerdings ist es wichtig zu unterscheiden, ob ein Mensch mit seiner äußeren Haltung einverstanden ist, oder ob sie ihm aus verschiedenen Gründen aufgezwungen wurde oder wird. Diese Zusammenhänge zu sehen, aufzudecken und für Patienten einsichtig zu machen, ist die große Aufgabe der psychologischen Begleitung bei der Behandlung rückenkranker Menschen.

Auch Dieter Dorn kennt und berücksichtigt diese Zusammenhänge. Eine junge Patientin war schon einige Male bei ihm gewesen. Jedesmal war nichts anderes zu behandeln als der 10. Brustwirbel. Das zu diesem Wirbel gehörende Nervenpaar versorgt die Nieren. Der Wirbel war ganz leicht mit einem Daumendruck in die richtige Lage zu schieben, aber er blieb nicht dort. Immer wieder machte der Körper dadurch auf nicht gelöste Probleme aufmerksam, daß der 10. Brustwirbel heraussprang und schmerzte. Die Frage an diese Patientin lautete: „Was geht dir so an die Nieren?" Und in der Tat erklärte Dieter Dorn dieser Patientin zum wiederholten Male: „Wenn du deine Einstellung zum Leben nicht änderst, wenn du nicht aufhörst, das Leben so schwer zu nehmen, wenn deine Kolbeginnen dich auch weiterhin so ärgern können, daß es dir an die Nieren geht, dann kann ich dir den Wirbel so oft rüberschieben wie ich will. Er wird dir immer wieder herausrutschen."

Louise L. Hay[8] hat eine ähnliche Sichtweise. Sie sagt: „Alle Krankheiten entstehen durch einen Zustand des Nicht-Vergebens." Sie sieht die Ursache so mancher Rückenprobleme darin, daß diese Menschen sich zu wenig unterstützt fühlen. Der obere, der mittlere und der untere Bereich des Rückens haben bei Louise L. Hay jeweils eine besondere Bedeutung: Der obere Teil des Rückens steht mit dem Gefühl in Verbindung, unzureichende emotionale Unterstützung zu bekommen. Der mittlere Teil hat mit Schuld zu tun, mit der Angst, Verborgenem in die Augen zu sehen. Es wird vielleicht sogar absichtlich etwas verborgen gehalten. Im unteren Teil des Rückens manifestieren sich Geldsorgen, entweder Geldmangel oder Angst vor dem Geld.

Hay gibt zur Lösung dieser Probleme die Anregung, neue Gedankenmuster zu probieren, sie auszusprechen und so lange einzuüben, bis sie stimmen, das heißt, bis innere und äußere Haltung wieder übereinstimmen, zum Beispiel:

Rücken allgemein:	„Ich weiß, daß das Leben immer hinter mir steht."
Rückenprobleme (oben):	„Ich liebe und akzeptiere mich. Das Leben unterstützt und liebt mich."
Rückenprobleme (Mitte):	„Ich lasse die Vergangenheit los. Ich bin frei, mich liebenden Herzens voran zu bewegen."

Rückenprobleme (unten):	„Ich vertraue dem Prozeß des Lebens. Für alles, was ich brauche, ist immer gesorgt. Ich bin in Sicherheit."[9]

Aus der Möglichkeit, mittels solcher positiver Affirmationen oder Suggestionen Krankheiten in den Griff zu bekommen, kann der Umkehrschluß gezogen werden, daß jeder Mensch die Verantwortung für seine Gesundheit selbst trägt.[10]

Und genau so verhält es sich auch. Ein Therapeut kann eigentlich nur den Weg zeigen und seine Hilfe anbieten. Gehen muß der Patient den Weg selbst, denn die Heilung liegt nur in ihm selbst. Jess Stearn zitiert in seinem Buch *Der schlafende Prophet* Harold Reilly, einen Cayce-Praktiker: „Nach einer Zeitlang ... bekam ich den Eindruck, daß der Heilkundige einzig die Selbstheilung des Körpers einleiten müsse. Wenn Blut, Lymphe und Nervenimpulse erst einmal durch den Organismus strömten, wenn der Kreislauf, die Assimilation und die Ausscheidung einmal normal waren, machte der Körper automatisch überall dort ‚Gegenangriff', wo seine Verteidigung durchbrochen worden war."[11] Auch Störungen und Schmerzen im Bereich der Bandscheiben und Gelenke haben, wie bereits aufgezeigt wurde, ihre Entsprechung im inneren Erleben. Der Therapeut kann den Patienten anleiten, die Dinge im richtigen Licht zu sehen. Dann können die Selbstheilungskräfte, die in jedem Menschen schlummern, angeregt werden und zur Heilung beitragen.

Das Problem, das zu Bandscheibenschäden führt, ist nicht die Überlastung, sondern der falsche Umgang mit der Belastung. Wer viel arbeitet und leistet, erwartet meist auch entsprechend viel Lob und Anerkennung. Bleibt die Belohnung aus, ist das Gleichgewicht gestört: Die Arbeit wird als Last empfunden, die Situation bedrückt den

Menschen, und dieser Druck wirkt sich auf die Wirbelsäule aus, die Bandscheiben schmerzen.

Wir haben das alle schon beobachten können: Manche Menschen arbeiten viele Stunden am Tag und sind dabei immer fröhlich; anderen ist schon die geringste Anstrengung zuviel, bei der kleinsten Handreichung stöhnen sie.

Menschen, die sich durch Wehklagen und Stöhnen die notwendige Aufmerksamkeit erzwingen wollen, gehen den falschen Weg. Sie schaden sich selbst, weil sie zwar Aufmerksamkeit erregen, nicht aber Zuneigung und Liebe, Anerkennung und Lob bekommen, die sie doch so dringend brauchen.

Sie sagen zum Beispiel:	*Aber eigentlich meinen sie:*
Ich habe mir zuviel aufgeladen.	Ich bekomme zuwenig Unterstützung.
Ich muß zuviel arbeiten.	Ich bekomme zuwenig Lob und Anerkennung.
Ich habe Streß.	Ich gönne mir zuwenig Ruhe und Entspannung. Ich habe zuwenig Geborgenheit.
Meine Situation belastet mich.	Eigentlich sollte mir jemand helfen, diese Last zu tragen.

Viele Menschen haben in der Hektik des Alltags das Gefühl dafür verloren, ob das, was sie sagen, das ist, was sie eigentlich meinen. Und schließlich schlagen die täglichen Belastungen ihnen über dem Kopf wie eine Flutwelle zusammen: Am Arbeitsplatz haben sie Ärger mit dem Chef und den Mitarbeitern, und auch zu Hause gibt es Unstimmigkeiten, kurzum, die Harmonie im Privatleben, die ausgleichend wirken sollte, fehlt ebenfalls. Da ist es kein Wunder, wenn sich die Schultern und der Rücken melden, welche die ganze Last des Tages tragen müssen.

Eine junge Frau klagt ständig über Rückenschmerzen. Ihr Leben sieht so aus: Vor ein paar Jahren hat sie ihren Beruf aufgegeben, in dem sie erfolgreich war und den sie sich selbst aus Freude an der Arbeit ausgesucht hatte. Sie wollte ganz für die Kinder da sein. Die Kinder – ein Mädchen, jetzt zwölf, und ein Junge, jetzt neun Jahre alt – waren auch der Grund, warum die Familie ein Häuschen in einem ruhigen Vorort gebaut hat. Sie sollten in frischer Luft aufwachsen. Der Mann verläßt morgens das Haus und kommt abends abgespannt zurück.

Am Vormittag jobbt die Frau ein paar Stunden an der Kasse des örtlichen Supermarkts, räumt zu Hause auf und kocht. Das ganze Haus ist sauber und ordentlich.

Die Kinder kommen aus der Schule und essen, die Mutter räumt ab und beaufsichtigt die Hausaufgaben des Sohnes. Dann fährt sie den Sohn zur Reitstunde. Das kleine gebrauchte Auto konnte sie sich kaufen, weil sie wieder mitverdient. Auf dem Weg zurück besorgt sie noch ein paar Kleinigkeiten. Danach bringt sie die Tochter zur Klavierstunde und holt auf dem Rückweg den Sohn wieder ab. So oder ähnlich geht das jeden Tag, die ganze Woche. Für die beiden Kinder ist es ganz selbstverständlich.

Wenn der Mann nach Hause kommt, ist auch für ihn alles selbstverständlich. Er braucht als Ausgleich für seinen anstrengenden Beruf ein harmonisches Familienleben, um zu regenerieren. Auch von ihm bekommt die Frau nur wenig Lob und Anerkennung. Ihre Seele hungert, und der Körper zeigt es.

Diese Frau ist, objektiv gesehen, keiner großen Belastung ausgesetzt, sie hat nur keinen Ausgleich. Was ihr fehlt, ist, daß jemand ihre Leistung anerkennt. Aus sich selbst kann sie diese Kraft nicht schöpfen, dazu ist der Beruf der Hausfrau und Mutter nicht genug geachtet. Leistung mißt sich in unserer Gesellschaft leider fast nur noch am finanziellen Erfolg. Von daher ist es nur verständlich, daß sich die Seele meldet. Leise Hilferufe – Unpäßlichkeiten, Kopfschmerzen usw. – werden oft überhört. Die Patienten haben „keine Zeit", sich um so etwas zu kümmern.

Da muß der Schmerz schon massiver werden, und regelrecht zur Ruhe und Besinnung zwingen: Der Rücken schmerzt, und manchmal sind die Schmerzen unerträglich. Die Schmerzen zwingen den Menschen zu mehr Ruhe, denn jede Bewegung und jede Aktivität tut weh. Viele Menschen versuchen diese an sich sehr sinnvollen Regulationsversuche des Organismus mit Schmerzmitteln zu unterdrücken, um ihren gewohnten Aktivitäten weiterhin nachgehen zu können, anstatt einmal in Ruhe darüber nachzudenken, warum sie so aus dem Gleichgewicht geraten sind, warum der Druck so groß werden konnte, daß die Bandscheiben schmerzen.

Entzündungen und Schmerzen in den Gelenken führen zur Schonung, zur „Bewegungseinschränkung" bis hin zur Versteifung. Versteift ein Gelenk, so zeigt sich, daß der Patient sich auf etwas versteift hat. Ein steifes Gelenk verliert seine Funktion … Es genügt meistens, auf die Sprache zu hören, um die Information eines Symptoms zu erfahren. Neben der Entzündung und Versteifung gibt es an den Gelenken noch Verstauchungen, Zerrungen, Prellungen und Bänderrisse. Auch die Sprache dieser Symptome ist eindeutig, wenn wir folgende Formulierungen in Gedanken mitschwingen lassen: „Man kann eine Sache überziehen – zu weit gehen – jemanden prellen, einen anderen zusammenstauchen – man kann überspannt oder verspannt oder ein wenig verdreht sein. Man kann nicht nur ein Gelenk einrenken oder richtigstellen, sondern ebenso Situationen, Sachlagen und Beziehungen".[12]

Entscheidend für jeden Heilerfolg ist, daß die Patienten wirklich gesund werden wollen. Spätestens bei wiederholtem Rückfall empfiehlt sich eine Prüfung des Gesundheitswunsches. In der Psychologie kennt man den Begriff des „sekundären Krankheitsgewinns", das heißt, daß Kranksein dem Patienten auch Vorteile bringen kann. Der Patient braucht seine Krankheit, weil er Mitleid erwecken oder Aufmerksamkeit erregen, sich der Fürsorge des Partners oder der Kinder versichern oder Macht ausüben will.

Diese Zusammenhänge sind den Patienten nicht bewußt, weil sie sich im Unterbewußtsein abspielen. Das macht es so schwer, ihnen auf die Spur zu kommen. Es ist seit langem bekannt, daß sehr viel mehr Lebensäußerungen vom Unterbewußtsein gesteuert werden als vom Bewußtsein. Damit wird deutlich, daß es entscheidend darauf ankommt, das Unterbewußtsein in die Behandlung mit einzubeziehen. Dazu gibt es verschiedene Möglichkeiten.

Helmuth Koch[13] schlägt vor, den Patienten sagen zu lassen: „Ich möchte aufrichtig und ehrlich vollkommen gesund werden." Es kommt darauf an, daß der Patient genau diesen Satz ohne Fehler sagen kann. Dafür gibt es mehrere Gründe:

1. Jeder Gedanke ist eine Kraft, die danach strebt, sich zu verwirklichen. Wenn der Patient diesen Satz laut sagt, setzt sich der Gedanke in ihm fest und strebt nach Realisierung.

2. Der Satz bringt durch die Formulierung „vollkommen gesund“ die seelische und geistige Gesundung mit der körperlichen Gesundung in Verbindung.
3. Es kann sein, daß das Unterbewußtsein des Patienten sich gegen diesen Satz wehrt, weil der Patient eben nicht „aufrichtig und ehrlich“ gesund werden möchte, da er sonst möglicherweise auf den „sekundären Krankheitsgewinn“ verzichten müßte, auf all die Dinge, die er durch seine Krankheit erreicht.

Vielleicht sucht der Patient Ausflüchte wie: „Das wissen Sie doch, daß ich gesund werden will!“ Oder: „Das können Sie sich doch denken, sonst wäre ich nicht hier!“ Auch kann es geschehen, daß er an der Formulierung mäkelt, die ihm angeblich nicht gefällt. Er kann ins Stottern kommen, er kann trotzig werden. Dies deutet auf einen vom Unterbewußtsein kommenden Widerstand hin. Und endlich kann dem Patienten ein sogenannter „Freudscher Versprecher“[14] unterlaufen: „Ich will vollkommen ehrlich gesund und aufrichtig werden!“

Dies alles sind nur Beispiele; die möglichen Reaktionen der Patienten sind so vielfältig wie die menschliche Psyche. Eines aber muß klar sein: Es ist nicht die Aufgabe des Therapeuten, den Patienten zu überführen oder zu denunzieren. Seine Möglichkeiten, auf solche Widerstände zu reagieren, sind vielfältig.

Als „Schlüssel zur Weisheit des Körpers“ hat sich auch der kinesiologische Muskeltest bewährt. Richtig angewandt, ergibt dieser Test eindeutige Ergebnisse und ist ohne großen Aufwand durchzuführen.

Die Arten der Wirbelverschiebung

Abgesehen von ihrer knöchernen Verzahnung und Verzapfung sind die einzelnen Wirbel auch noch durch Sehnen, Bänder und vor allem durch Muskeln vielfach gesichert. Daher kann es keine Torsion eines einzelnen Wirbels geben, das heißt, kein Wirbel kann sich um seine eigene Achse verdrehen. Lediglich bei einer ausgeprägten Skoliose kann es zu einer deutlichen Verdrehung der Wirbel kommen. Das betrifft dann aber mehrere übereinanderstehende Wirbel in bestimmten Abschnitten der Wirbelsäule. Korrigiert wird in solchen Fällen nicht an einzelnen Wirbeln. Es wird vielmehr, wie immer von unten nach oben, an Abschnitten gearbeitet und geübt.

In allen anderen Fällen sprechen wir von Wirbelverschiebungen. Diese betreffen den Dornfortsatz eines Wirbels sowie die beiden Querfortsätze, während der Wirbelkörper selbst weitgehend in seiner Position bleibt. Solche Fehlstellungen sind manchmal sichtbar, können aber fast immer an den Dornfortsätzen ertastet werden.

Es gibt viele Faktoren, die dafür verantwortlich gemacht werden können, daß ein Wirbel aus seiner Achse gerät. Von einseitiger Beanspruchung durch bestimmte Tätigkeiten, die täglich gleich ausgeführt werden, der Einstellung des betreffenden Menschen zum Leben, Unfällen oder mehr im metaphysischen Bereich liegenden Ursachen solcher Fehlstellungen einmal abgesehen, ist es häufig eine zu harte Muskulatur, die Wirbel aus ihrer Achse zieht.

Daher ist es auch wenig sinnvoll, bei Rückenschmerzen grundsätzlich und ausschließlich die Rückenmuskulatur zu „stählen". Ein Physiotherapeut, der an einem Dorn-Seminar teilgenommen hat, verzeichnet große Erfolge in seinem Fitneßstudio, seit er bei Rückenproblemen zuerst die Wirbel richtet, um erst dann ein Programm zum Aufbau der entsprechenden Muskelgruppen zu erarbeiten.

Eine zu weiche Muskulatur ist natürlich auch nicht in der Lage, die Wirbel in ihrer Position zu halten. Ideal ist eine elastische Muskulatur, bei der Spieler und Gegenspieler, Synergist und Antagonist, harmonisch zusammenarbeiten, denn die Muskeln haben zum einen die Aufgabe, den Körper in einer bestimmten Stellung zu halten (beim Sitzen oder Stehen), zum anderen sind sie für Bewegungen des Körpers zuständig. Jede Bewegung, die wir machen, beruht auf einem feinen Zusammenspiel mehrerer Muskeln, denn immer, wenn sich ein Muskel oder eine Muskelgruppe zusammenzieht, muß sich der entgegenwirkende Muskel oder die antagonistische Muskelgruppe dehnen.

Mehrere Muskeln können auch so hintereinander angeordnet sein, daß der Ursprung des einen gleichzeitig der Ansatz des nächsten Muskels ist. Auf diese Weise bilden sie eine funktionelle Kette. In dem Moment, in dem eine Bewegung durch das Zentralnervensystem ausgelöst wird, wird eine ganze Muskelkette aktiviert, um diese Bewegung auszuführen.

Dieses Phänomen soll hier am Beispiel der sogenannten *autochthonen Rückenmuskulatur*, auch als *Erector spinae* (Rückenstrecker) bezeichnet, dargestellt werden. Dieser Rückenstrecker, dessen Antagonist die Bauchmuskeln sind, ist an fast allen Rumpfbewegungen beteiligt. Er reicht vom Becken bis zum Schädel. Die einzelnen Muskeln, die ihn bilden, werden je nach Ursprung oder Ansatz verschiedenen Systemen zugeordnet.

Das *intertransversale System* besteht unter anderem aus den Muskeln, die an den aufeinanderfolgenden Querfortsätzen der sechs oberen Brustwirbel ansetzen und bis zu den Querfortsätzen des 2. bis 5. Halswirbels reichen. Eine andere Muskelgruppe dieses Systems hat ihren Ursprung an den Querfortsätzen der drei bis fünf oberen Brustwirbel und der drei unteren Halswirbel und setzt unten am Kopf an.

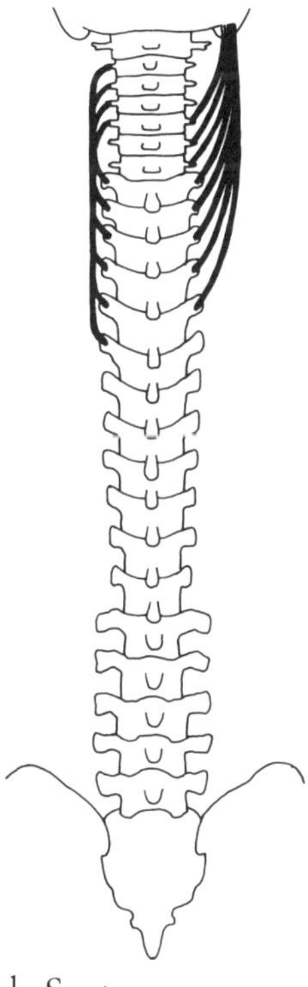

Das intertransversale System

Abbildung 7

Zum *spinotransversalen System* gehören die Muskeln, die von den Dornfortsätzen zu den Querfortsätzen ziehen. Sie haben ihren Ursprung an den Dornfortsätzen des 3. bis 5. oder 1. bis 6. Brustwirbels und setzen an den Querfortsätzen des 1. und 2. Halswirbels an. Eine weitere Muskelgruppe entspringt an den Dornfortsätzen der oberen drei Brustwirbel und der vier unteren Halswirbel und setzt am *Processus mastoideus* an. Das ist der Warzenfortsatz des Schläfenbeins, der sich am Hinterhaupt unter dem Ohr ertasten läßt.

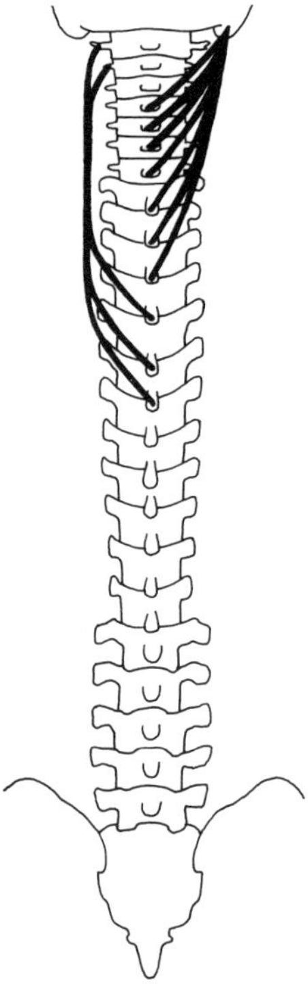

Das spinotransversale System

Abbildung 8

Die Muskeln des *interspinalen Systems* verbinden jeweils die Dornfortsätze der Halswirbelsäule und jene der Lendenwirbelsäule miteinander. Sie liegen außerdem zwischen dem 1. und 2. und dem 2. und 3. Brustwirbel sowie zwischen dem dem 12. Brustwirbel und dem 1. Lendenwirbel. An der übrigen Wirbelsäule fehlen sie.

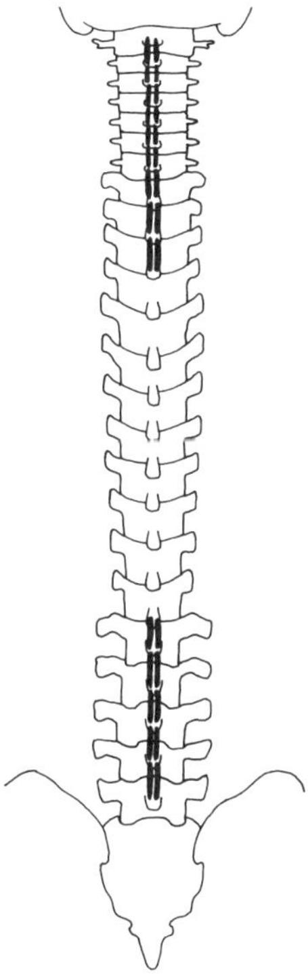

Das interspinale System

Abbildung 9

Das *transversospinale System* ist ein Muskelstrang, der vom Kreuzbein bis zur Halswirbelsäule reicht. Seine einzelnen Muskelfasern verlaufen jeweils vom Querfortsatz eines Wirbels zum Dornfortsatz des darüberliegenden.

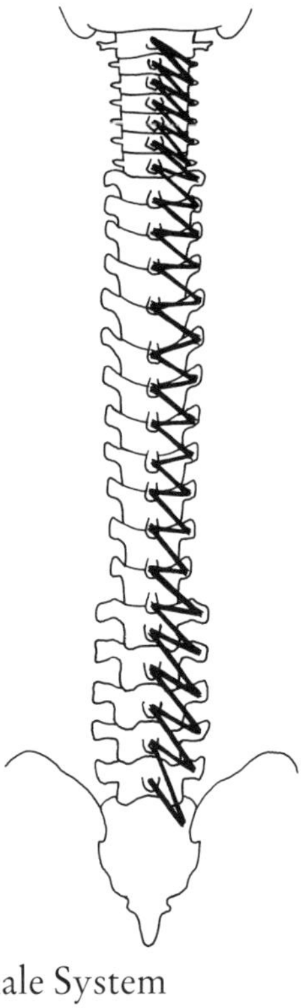

Das transversospinale System

Abbildung 10

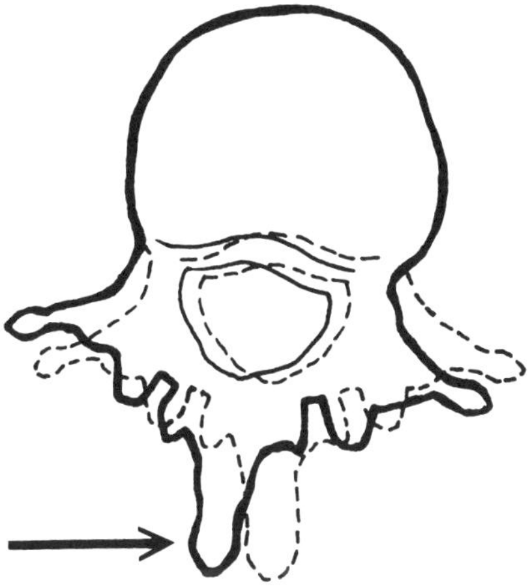

Abbildung 11

Die am häufigsten vorkommende Wirbelfehlstellung ist die seitliche Verschiebung im Bereich der Lenden- und Brustwirbelsäule. Dabei ist der Wirbel nur am Dornfortsatz und an den beiden Querfortsätzen verschoben, während der Wirbelkörper in seiner Position bleibt. Diese Fehlstellung ist im Röntgenbild schlecht zu erkennen, wohl aber mit den Daumen am Dornfortsatz gut ertastbar. Der Therapeut korrigiert die seitliche Verschiebung, indem er mit dem Daumen Druck auf den Dornfortsatz ausübt (hier nach rechts) und damit den Wirbel in die richtige Position schiebt. (Abbildung 11)

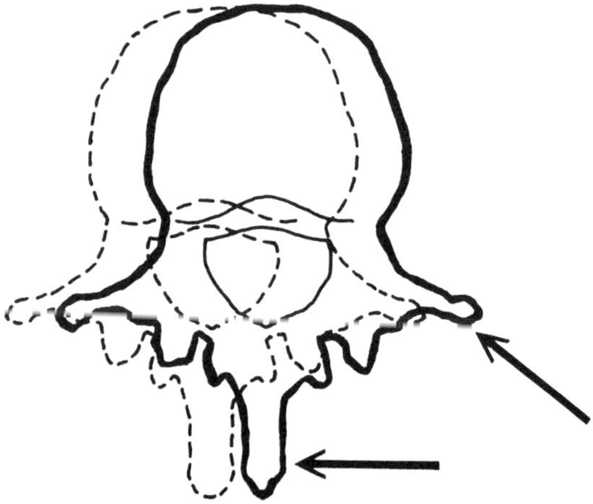

Abbildung 12

In diesem Beispiel ist der gesamte Wirbel mit Dornfortsatz, Querfortsätzen und Wirbelkörper verschoben (hier nach rechts). Diese Fehlstellung ist oft beim 7. Halswirbel, beim 6., 7., 8. und 9. Brustwirbel und beim 5. Lendenwirbel zu beobachten. Um sie zu korrigieren, muß der Therapeut zuerst den Dornfortsatz richten und danach den Wirbel am Querfortsatz egalisieren. (Abbildung 12)

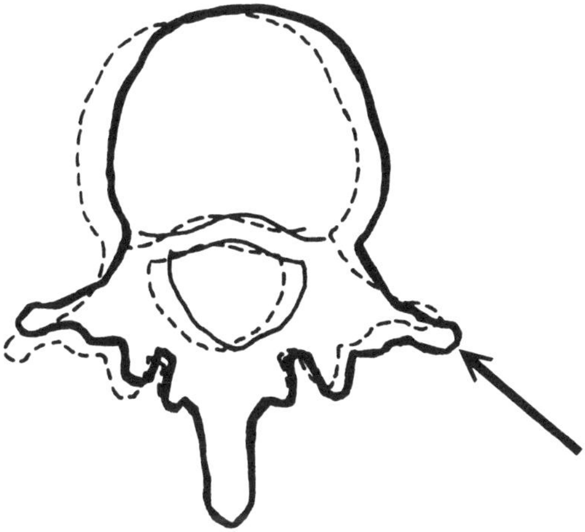

Abbildung 13

Es kommt auch vor, daß Wirbel nur am Wirbelkörper und damit hauptsächlich im Bereich der Querfortsätze seitlich verschoben sind (hier nach rechts). Dies ist meist bei Halswirbeln der Fall. Obwohl die Form der Halswirbel, besonders die von Atlas und Axis, deutlich vom Grundbauplan der übrigen Wirbel abweicht, sind sie der besseren Anschaulichkeit wegen hier ebenso schematisch dargestellt wie alle anderen Wirbel. Der Therapeut korrigiert diese Fehlstellung, indem er den Wirbel am entsprechenden Querfortsatz (hier dem rechten) in seine richtige Position schiebt. (Abbildung 13)

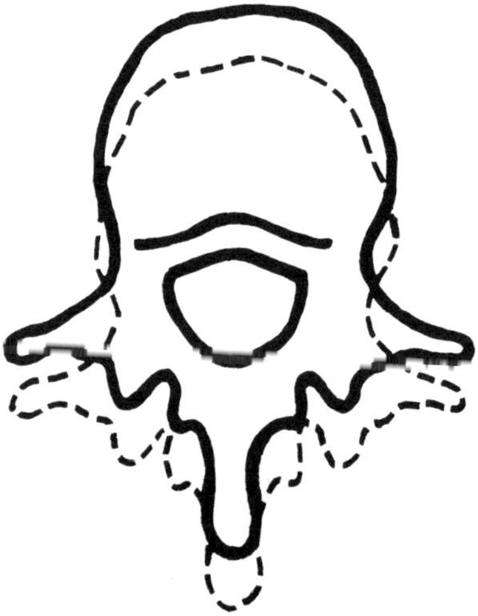

Abbildung 14

Ganz selten kommt es vor, daß ein Wirbel frontal nach innen, also zur Körpermitte hin, verschoben ist. Der Dornfortsatz und die Querfortsätze sind dann nicht mehr tastbar. Um eine solche Fehlstellung korrigieren zu können, muß der Therapeut den Patienten bitten, sich zu beugen. Während sich der Patient nach vorn beugt, hält der Therapeut mit seinen Daumen die beiden Wirbel oberhalb und unterhalb des „verschwundenen" Wirbels fest. Diese Behandlung muß unter Umständen mehrmals durchgeführt werden. (Abbildung 14)

Genauso gut kann es auch vorkommen, daß ein Wirbel nach außen rutscht. Diese Fehlstellung läßt sich relativ leicht durch einen Daumendruck beheben.

Ebenfalls sehr selten kommt es vor, daß Wirbelkörper verformt sind, ohne daß ein krankhafter Befund vorliegt. Therapeuten denken an diese Möglichkeit, wenn der Patient trotz subjektiv erkennbarer Wirbelfehlstellungen keinerlei Beschwerden hat.

AUSWIRKUNGEN VON WIRBELFEHLSTELLUNGEN

Zuordnung der Wirbel zu den Hautsegmenten und inneren Organen über die Bahnen der Spinalnerven

Wie wir bereits kurz ausgeführt haben, wird der berüchtigte Ischias-Schmerz an der Lendenwirbelsäule ausgelöst. Am Verlauf der Schmerzbahn kann man erkennen, welche Wirbel dafür verantwortlich zu machen sind. Wie die Abbildungen 6, 15 und 16 zeigen, verlassen die Rückenmarksnerven das Rückenmark paarweise durch seitliche Wirbellöcher.

Schon das geringste Verrutschen oder Verkanten eines Wirbels kann dazu führen, daß der Nerv beschädigt wird.

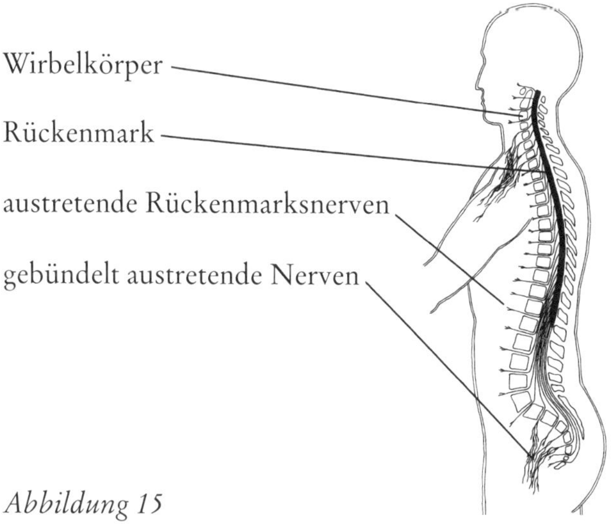

Abbildung 15

Sind die Nerven betroffen, die zwischen dem 4. und dem 5. Lendenwirbel (der sogenannte L5-Verlauf) beziehungsweise aus verschiedenen Wirbellöchern des Kreuzbeines (der sogenannte S1-Verlauf) austreten, dann zieht der Schmerz über die Mitte der Pobacke und hinten in der Mitte über den Oberschenkel. Kurz vor der Kniekehle teilen sich die Nervenbahnen: Beim L 5 verläuft die Nervenbahn quer über den vorderen Unterschenkel und den Fußrücken bis zur 2. bis 4. Zehe; beim S1 verläuft die Nervenbahn über die Rückseite des Unterschenkels, die Ferse und die äußere Fußkante bis zum kleinen Zeh. Es ist allerdings auch möglich, daß nur Teilabschnitte der Nervenbahnen schmerzen. Die Ursache ist ein Geschehen an der Wirbelsäule, der Ischias-Schmerz selbst ist jedoch kein lokaler, sondern immer ein Ausstrahlungsschmerz.

Auch im oberen Bereich der Wirbelsäule kann es zu plötzlichen Schmerzen kommen, etwa zum „Hexenschuß“, wenn ein Wirbel sich verkantet, zum Beispiel aufgrund einer ungeschickten Bewegung. Der Schmerz ist die Folge davon, daß es an den Muskeln, die diesen Wirbel halten, zu einem Hartspann kommt. Dies ist ein Selbstschutzmechanismus des Körpers. Die Muskeln halten den verrutschten Wirbel zumindest in der nun erreichten Position, um Schlimmeres zu verhüten. Die enormen Schmerzen zwingen den Menschen, in dieser oft recht unnatürlichen Position auszuharren, bis der Wirbel in seine Ausgangsposition zurückkehrt.

Die meisten Schäden an der Wirbelsäule äußern sich jedoch nicht so dramatisch und plötzlich, sondern bleiben oft lange Zeit unbemerkt. Die Tatsache, daß ein Nerv über längere Zeit irritiert, eingeklemmt oder gar beschädigt ist, führt dazu, daß er ermüdet und eventuell mit Schmerzempfindlichkeit bis Taubheit reagiert. Das Organ, das er zu versorgen hat, arbeitet nicht mehr wie es soll und erkrankt. In den meisten Fällen werden nun leider nur die Schäden an dem schmerzenden Organ behandelt, oft mit nur mäßigem und nicht andauerndem Erfolg.

Eine Langzeitpatientin Dieter Dorns, die wegen einer Skoliose in Behandlung ist, erzählte mir, daß sie jahrelang unter Schuppenflechte gelitten hatte. Erst als im Verlauf der Skoliosebehandlung der Th 11 gerichtet wurde, sei diese schlimme Hautkrankheit ganz schnell verschwunden. Auch Jess Stearn berichtet in seinem Buch[15], wie Harold Reilly ein zehnjähriges Mädchen, das an Lichen-Sklerose erkrankt war, über die Wirbelsäule geheilt hat. Diese seltene Hautkrankheit gilt als unheilbar. Ich selbst habe einer Kollegin und Freundin mittels der Methode Dorn den Th 4 eingerichtet. Seitdem sind ihre chronischen Gallenbeschwerden verschwunden. Wie das geschehen kann, soll anhand der folgenden Abbildungen erläutert werden.

Im Bereich der großen Nervengeflechte (Halsnervengeflecht, Armnervengeflecht, Lendennervengeflecht und Kreuzbeinnervengeflecht) treten immer mehrere Nervenpaare aus, so daß sich beispielsweise im Bereich der Gliedmaßen die Nervengebiete überlagern. Im Rumpf jedoch entspricht jedem aus dem Rückenmark austretenden Nerv ein bestimmtes Haut- und Muskelgebiet. Das heißt, ein ganz bestimmter Bereich wird von einem ganz bestimmten Nerv versorgt.

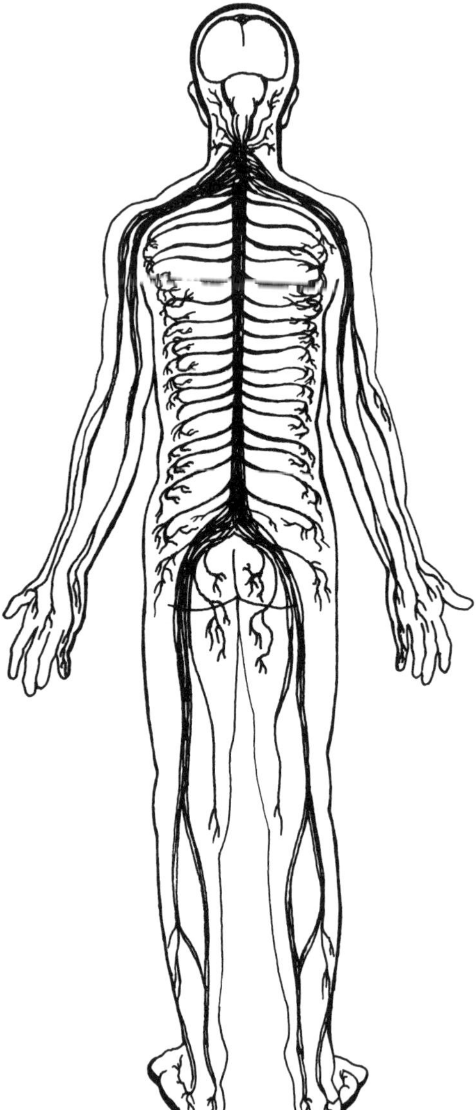

Abbildung 16

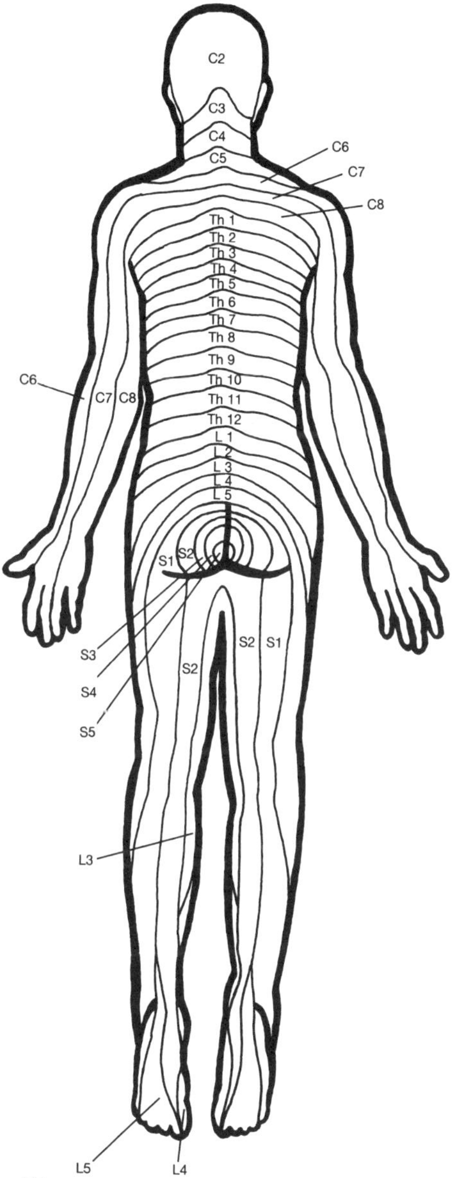

Abbildung 17

Die Abbildungen 17 und 18 zeigen die Zuordnung von Hautbereichen zu Segmenten des Rückenmarkes. Wie aus Abbildung 16 ersichtlich ist, schließt sich im Rücken ein Bereich lückenlos an den anderen an. Man erkennt, daß die Segmente C5 bis C8, welche zu den Wirbeln C4 bis C7 sowie zu Th1 gehören, die Arme und die Hände bis in die Fingerspitzen betreffen. Das bedeutet: Fehlstellungen der Wirbel C1 bis C3 betreffen den Kopf; C4 betrifft den Bereich des Halses hinten und das Schlüsselbein vorn, C4 bis C7 und Th1 beeinflussen die Arme bis in die Hände und in die Fingerspitzen. Verschiebungen dieser Wirbel können zu Schmerzen und Taubheitsgefühl in Armen, Händen und Fingern führen.

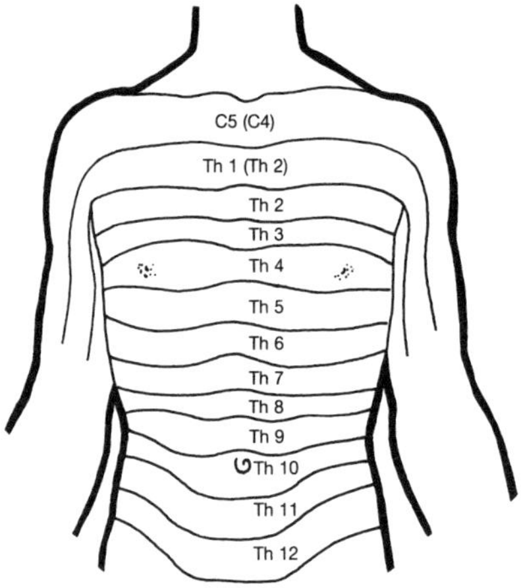

Abbildung 18

Auf der Vorderseite des Körpers fehlen die Segmente C5 bis C8, welche zu den Wirbeln C4 bis C7 sowie Th1 gehören.

Auf dieser Abbildung wird die Zuordnung der einzelnen Wirbel zum Rumpfgebiet noch einmal deutlich.

Daß hier von Hautsegmenten die Rede ist, bedeutet nicht, daß bei Wirbelirritationen der entsprechende Hautbezirk schmerzt. Bei Ischias-Schmerzen hat man ja auch nicht das Gefühl, daß die Haut über der Wade schmerzt, sondern vielmehr, daß die Wade weh tut. In diesem Sinne ist die Einteilung in Segmente zu verstehen. Es schmerzen die in diesem Bereich unter der Haut liegenden Organe und/oder Muskeln.

Doch wie kommt es, daß zum Beispiel Magenbeschwerden auftreten, wenn der 7. Brustwirbel schief steht und die entsprechenden Nerven quetscht? Das zentrale Nervensystem, das Gehirn, kann nicht beurteilen, ob ein Nerv beschädigt ist. Es lokalisiert den Schaden immer im zugehörigen Hautgebiet (am Muskel, am „Erfolgsorgan"). Das erklärt auch, warum bei Ischias die Po-Backe, der Oberschenkel, die Wade und eventuell auch die Zehen schmerzen, obwohl das Bein an sich gesund ist. Beim „Phantomschmerz" spürt der Patient sogar Schmerzen im amputierten Bein, wenn der zugehörige Wirbel fehlsteht und die entsprechenden Nerven quetscht.

Diese Zusammenhänge sollen anhand der folgenden Liste weiter verdeutlicht werden.

Mögliche Beschwerden durch fehlstehende Wirbel[16]

1. Halswirbel (C1, Atlas)

Kopfschmerzen, Bluthochdruck Migräne, Gedächtnis-Schwund, chronische Müdigkeit, Schwindel, halbseitige Lähmungen durch ungleichmäßige Durchblutung der Gehirnhälften

2. Halswirbel (C2, Axis)

Nebenhöhlenbeschwerden, Augenleiden, Taubheit, Ohrenschmerzen

3. Halswirbel (C3)
Gesichtsnervenschmerzen, Pickel, Akne, Ohrensausen, Zahnschmerzen, schlechte Zähne, Karies, Zahnbluten, Neuralgie, Tinnitus (Ohrgeräusche)!

4. Halswirbel (C4)
Dauerschnupfen, Gehörverlust, aufgeplatzte Lippen, verkrampfte Lippenmuskeln, Polypen, Katarrh

5. Halswirbel (C5)
Heiserkeit, Halsschmerzen, chronische Erkältung, Kehlkopfentzündung

6. Halswirbel (C6)
Mandelentzündung, Krupp, steifes Genick, Oberarmschmerzen, Keuchhusten, Kropf

7. Halswirbel (C7)
Schilddrüsenerkrankungen, Erkältung, Schleimbeutelerkrankung in der Schulter, Depressionen, Ängste

1. Brustwirbel (Th 1)
Schulterschmerzen, Nackenverkrampfung, Schmerzen in Unterarm und Hand, Sehnenscheidenentzündung im Unterarm, Tennisarm, pelziges Gefühl in den Fingern

2. Brustwirbel (Th 2)
Herzbeschwerden, Rhythmusstörungen, Ängste, Schmerzen im Brustbein

3. Brustwirbel (Th 3)
Bronchitis, Grippe, Rippenfellentzündung, Lungenentzündung, Husten, Atembeschwerden, Störungen im Brustbereich, Asthma

4. Brustwirbel (Th 4)

Gallenleiden, Gallensteine, Gelbsucht, seitliche Kopfschmerzen (vom Gallenmeridian)

5. Brustwirbel (Th 5)

Leberstörungen, niedriger Blutdruck, Blutarmut, Müdigkeit, Gürtelrose, Kreislaufschwäche, Arthritis

6. Brustwirbel (Th 6)

Magenbeschwerden, Verdauungsstörungen, Sodbrennen, Diabetes

7. Brustwirbel (Th 7)

Zwölfingerdarmgeschwüre, Magenbeschwerden, Schluckauf; bei Störungen des Wirbels über längere Zeit: Mangel an Vitalität, Schwächegefühl

8. Brustwirbel (Th 8)

Milzprobleme, Abwehrschwäche

9. Brustwirbel (Th 9)

Allergien, Nesselausschläge

10. Brustwirbel (Th 10)

Nierenprobleme, Salz kann nicht ausgeschieden werden, Arterienverkalkung, chronische Müdigkeit

11. Brustwirbel (Th 11)

Hauterkrankungen wie Akne, Pickel, Ekzeme, Furunkel, rauhe Haut, Schuppenflechte (viel trinken)

12. Brustwirbel (Th 12)

Blähungen, Rheuma, Wachstumsstörungen, Unfruchtbarkeit

1. Lendenwirbel (L 1)
Dickdarmstörungen, Darmblutungen, Verstopfungen, Durchfall usw., Darmträgheit

2. Lendenwirbel (L 2)
Blinddarmprobleme, Krämpfe im Bauch, Übersäuerung, Krampfadern

3. Lendenwirbel (L 3)
Schwangerschaftsstörungen, Menstruationsbeschwerden, Wechseljahrsprobleme, Blasenleiden, Knieschmerzen (häufig mit der Blase zusammen), Impotenz, Bettnässen

4. Lendenwirbel (L 4)
Ischias, Hexenschuß, Prostatastörungen, schmerzhaftes oder zu häufiges Harnlassen

5. Lendenwirbel (L 5)
Durchblutungsstörungen der Unterschenkel und Füße, kalte Füße, Wadenkrämpfe, Schwellungen der Füße und Beine

Kreuzbein
Ischias, Unterleibsprobleme, chronische Verstopfung, Schmerzen in Beinen und Füßen

Steißbein
Hämorrhoiden, Afterjucken, Schmerzen beim Sitzen

Zuordnung der Wirbel und Gelenke zu den Meridianen der chinesischen Medizin

Im Laufe seiner Tätigkeit konnte Dieter Dorn häufig beobachten, daß es nach einer Behandlung zu Spontanheilungen an Organen kam, die er gar nicht behandelt hatte. Eine Verbindung zwischen dem Spinalnerv und dem von ihm versorgten Gebiet bestand ebenfalls nicht.
Es stellte sich heraus, daß er Meridiane mitbehandelt hatte, die ihre Druckpunkte im Verlauf der Wirbelsäule haben oder durch Gelenke verlaufen. Auf diese Weise können beispielsweise Kopfschmerzen verschwinden, wenn sich Druckpunkte derselben Meridiane beziehungsweise deren Anfangs- und Endpunkte im Kopf befinden. Dies ist besonders bei folgenden Meridianen der Fall:

Gouverneur – G
Magen – M
Dünndarm – Dü
Blase – B
Dreifacher Erwärmer – DE
Gallenblase – Gb
Herz – H
Leber – Le
Direktor oder Diener – D

Schmerzen im Knie verschwanden, als beim Einrichten der Wirbelsäule der Blasen-Meridian mitbehandelt wurde, der u. a. im Abstand von 1,5 Zentimeter rechts und links der Wirbelsäule verläuft. Dieser Meridian führt vom Kopf (genauer: von den inneren Augenwinkeln) über den gesamten Rücken bis in die Außenseite des kleinen Zeh und dort bis zur Zehenspitze, wo er sich dann noch mit der Nieren-Leitbahn verbindet.

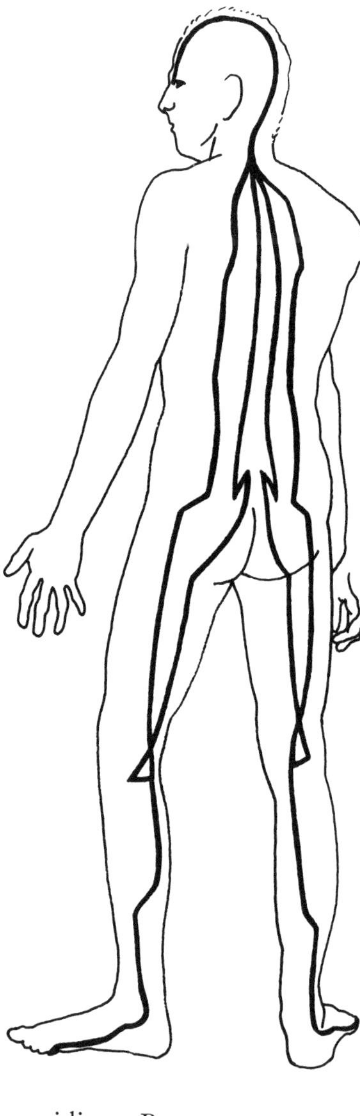

Der Blasenmeridian – B

Abbildung 19

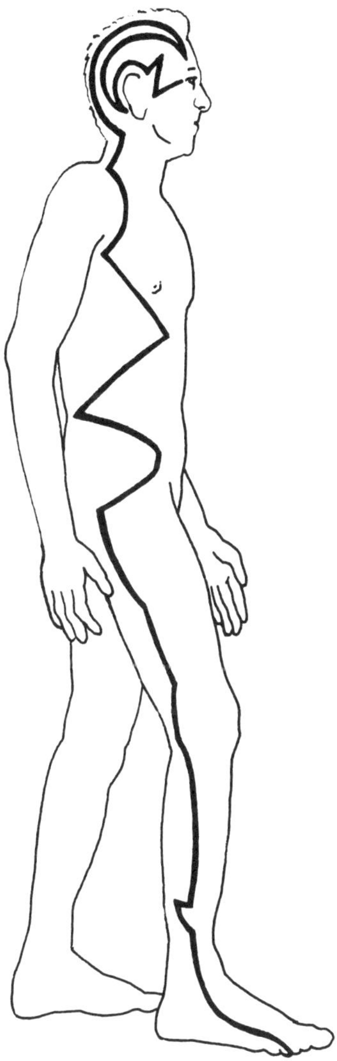

Der Gallenblasen-Meridian – Gb

Abbildung 20

Schaut man sich den Verlauf des Gallenblasen-Meridians an, vor allem im Bereich des Kopfes, so kann man sich durchaus vorstellen, daß die Behandlung dieses Meridians günstige Auswirkungen bei Kopfschmerzen hat. Der Gallenblasen-Meridian läuft durch die Zehengelenke, das Sprunggelenk, das Hüftgelenk, das Kreuzbein-Darmgelenk, das Schultergelenk und, vielfach verästelt und verzweigt, durch den Kopf.

Seine Beobachtungen brachten Dieter Dorn dazu, sich mit dem Meridiansystem der chinesischen Medizin zu beschäftigen.

In der chinesischen Heilkunst gibt es nicht nur völlig andere Diagnoseverfahren und Behandlungsmethoden als in unserer westlichen Medizin, auch die Sicht des Menschen ist mit unserer nicht zu vergleichen. Dort besteht der Mensch nicht aus der Summe seiner – möglicherweise erkrankten – Organe, sondern bildet eine Einheit. Die Verbindung innerhalb des Organismus stellen die Meridiane oder Leitbahnen her, die jedoch nicht sichtbar sind, das heißt, man könnte sie nicht herauspräparieren. Auch wenn sie, um unseren Vorstellungen entgegenzukommen, beispielsweise als „Sinarterien“[17], als „Gefäße“ oder „Leitbahnen“ bezeichnet werden, sind all diese Benennungen nur Konstrukte, mit denen wir etwas bezeichnen, was im Körper zwar wirksam ist, etwa im Sinne einer Energiebahn, aber eben nicht faßbar.

Diese Meridiane verlaufen sowohl im Inneren des Körpers als auch unter der Haut in unterschiedlicher Entfernung zur Hautoberfläche. Dabei gibt es jeweils bestimmte Punkte, an denen die Bahn behandelt werden kann, so daß die Energien wieder frei fließen und somit die vom entsprechenden Meridian berührten Organe gesunden können. In der chinesischen Medizin bezeichnet man dies als die Behandlung individueller Disharmoniemuster.

Die klassische chinesische Medizin kennt 365 Akupunkturpunkte an den auf der Körperoberfläche liegenden Leitbahnen. Durch neuere Forschungen sind diverse Ohrpunkte, Fußreflexzonenpunkte usw. hinzugekommen, wodurch sich die Zahl auf etwa 2000 erhöht. An diesen Punkten wird entweder mit Nadeln (Akupunktur) oder mittels Daumen- beziehungsweise Fingerdruck (Akupressur) behandelt.

Zu den wichtigsten Meridianen gehören einmal die unseren bekannten Organen zugeordneten:

B	Blase (siehe Abbildung 19)
Di	Dickdarm
Dü	Dünndarm
Gb	Gallenblase (siehe Abbildung 20)
H/Hb	Herz mit Herzbeutel, dem in der klassischen chinesischen Medizin ein eigener Meridian zugeordnet ist
K	Kreislauf/Sexus
L	Lunge
Le	Leber
M	Magen
Mi	Milz oder Milz/Pankreas
N	Nieren

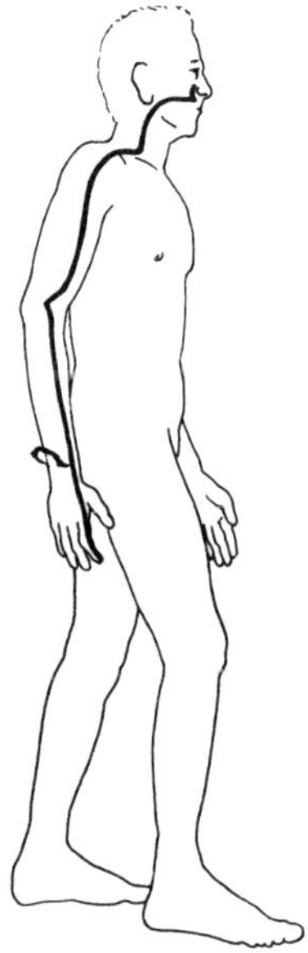

Dickdarm (Di)

Abbildung 21

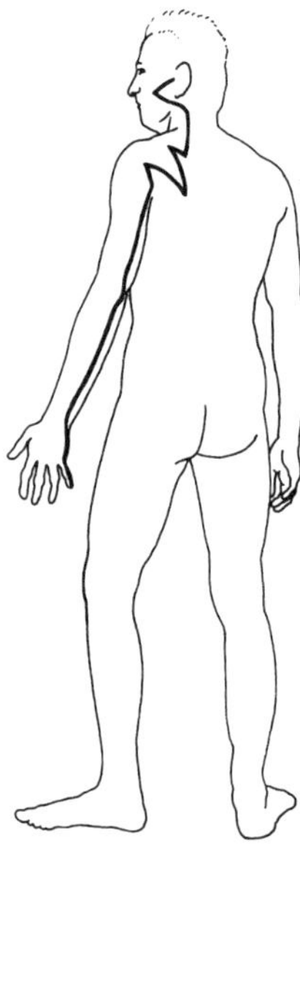

Dünndarm (Dü)

Abbildung 22

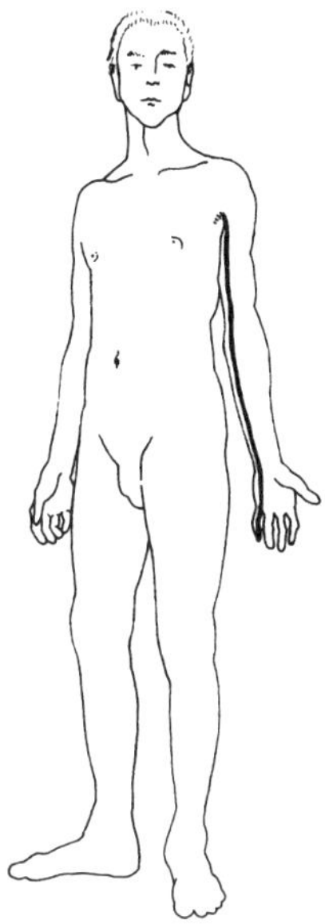

Herz (H), Herzbeutel (Hb)

Abbildung 23

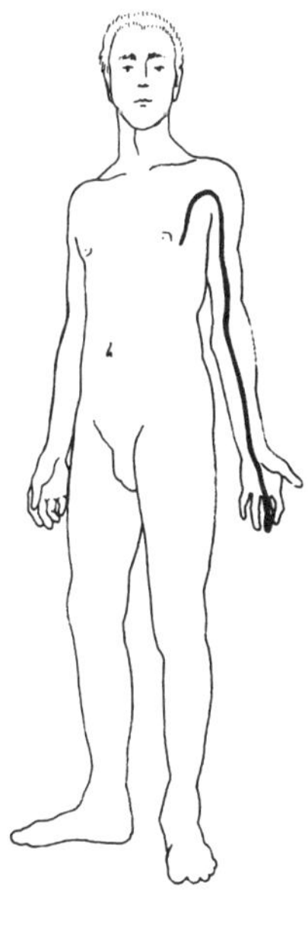

Kreislauf/Sexus (K)

Abbildung 24

Lunge (L)

Abbildung 25

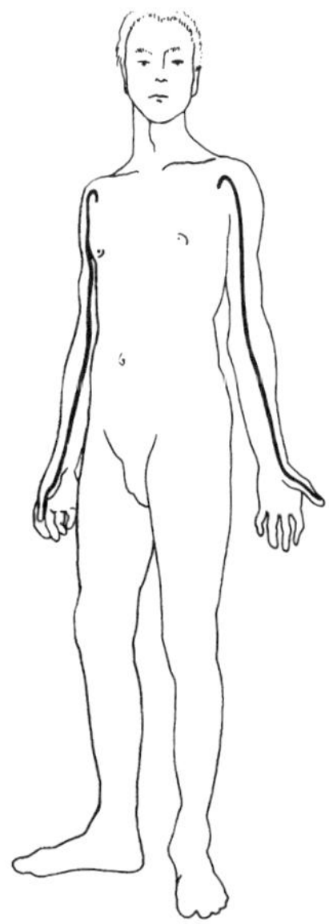

Leber (Le)

Abbildung 26

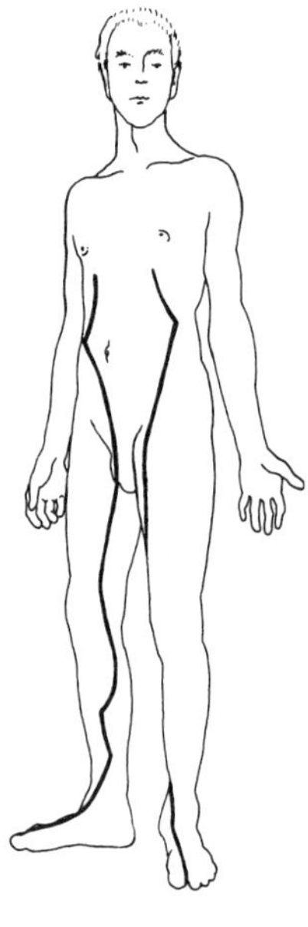

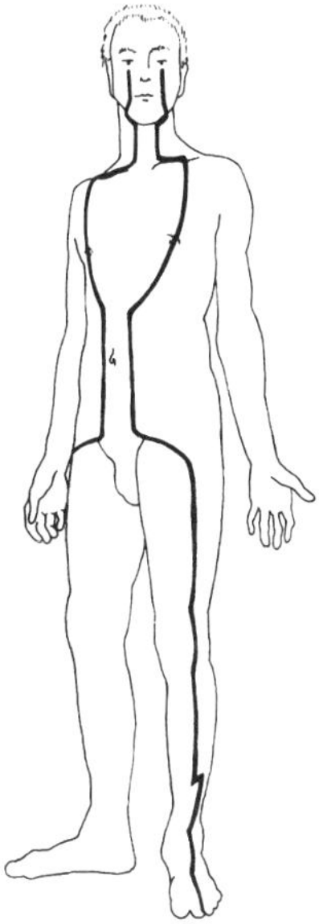

Magen (M)

Abbildung 27

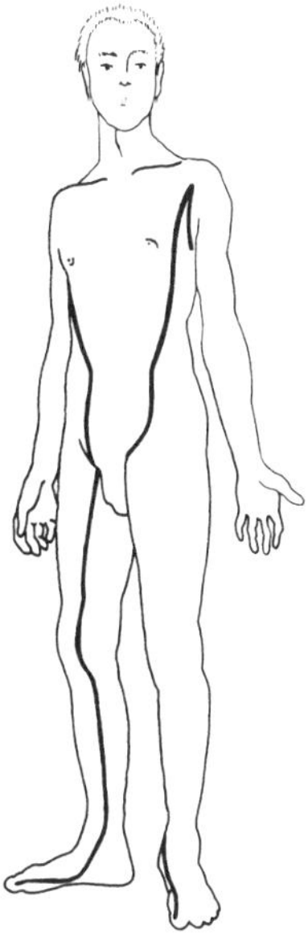

Milz/Pankreas (Mi)

Abbildung 28

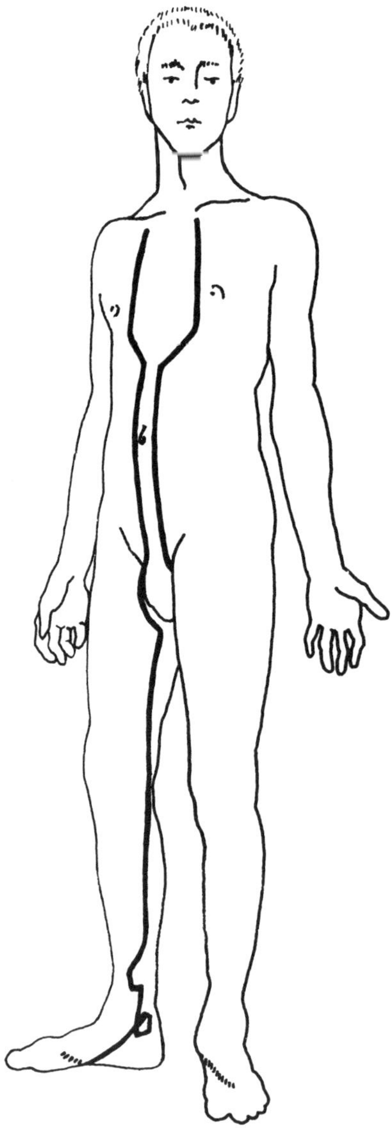

Nieren (N)

Abbildung 29

Dazu kommen acht Sonderleitbahnen, von denen wir die drei wichtigsten hier erläutern wollen:

1. Der Dreifache Erwärmer (DE)

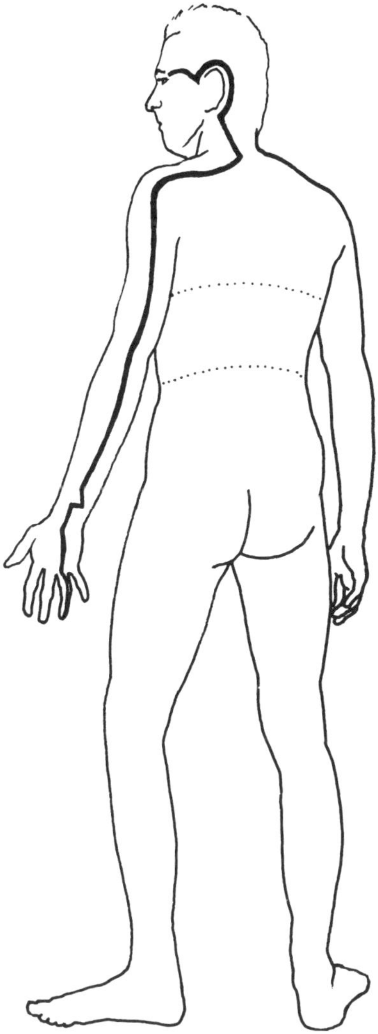

Der Dreifache Erwärmer

Abbildung 30

Der Dreifache Erwärmer wird definiert als „funktionelle Relation zwischen verschiedenen Organen …, die das Wasser regulieren."[18]

Diese Organe sind u.a. Lunge, Milz, Nieren, Dünndarm und Blase. Der Dreifache Erwärmer vereint diese Organe nicht nur zu einem vollständigen System, sondern kontrolliert darüber hinaus als „Feuer" die Bewegungen des Wassers in diesem System.

Es gibt verschiedene Erläuterungen zum Dreifachen Erwärmer. Eine davon interpretiert ihn als „die Abgrenzung von drei Bereichen des Körpers: Der Obere Erwärmer ist der Kopf und die Brust und schließt Herz und Lunge mit ein; der Mittlere Erwärmer stellt die Gegend unterhalb der Brust, aber oberhalb des Nabels dar, was Magen und Darm mit einbezieht; der Untere Erwärmer entspricht dem Bauchraum unterhalb des Nabels und enthält vor allem die Leber … und die Nieren."[19]

Im Zusammenhang mit der Methode Dorn sind die im folgenden näher beschriebenen Meridiane Direktor (D) und Gouverneur (G) besonders zu beachten.

Beide Meridiane, der Direktor (D) wie der Gouverneur (G), haben eine Sonderstellung. Alle anderen Meridiane verlaufen auf beiden Körperseiten, auch wenn die Zeichnungen nur eine Körperseite zeigen. Da jedoch die beiden letztgenannten Meridiane genau in der Körpermitte verlaufen, haben sie nur eine einzige Bahn. Außerdem besitzen diese beiden Leitbahnen unabhängige Reizpunkte, während die Reizpunkte der anderen sechs Sonderleitbahnen auf einer der zwölf Hauptleitbahnen liegen.

2. Der Direktor (D)
Andere Bezeichnungen: Zentralgefäß, Konzeptionsgefäß, Dienergefäß

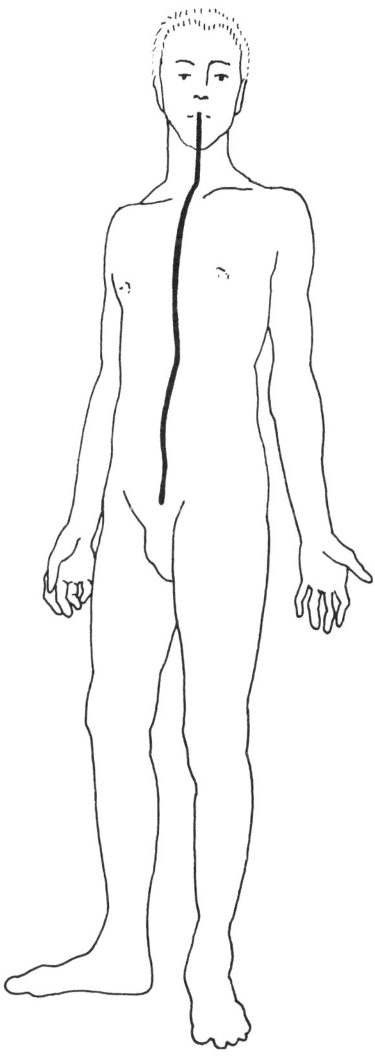

Der Direktor

Abbildung 31

Dieser Meridian hat seinen Ausgangspunkt in der Schambeinmitte. Er verläuft genau senkrecht in der Mitte des Körpers und endet unterhalb der Oberlippe.
Er ist ein wichtiger Meridian, der die Gesundheit und die Aktivität fördert. Er übernimmt eine Funktion für verschiedene andere Leitbahnen.

3. Der Gouverneur (G)

Andere Bezeichnungen: Lenkergefäß, Gehirn-Meridian

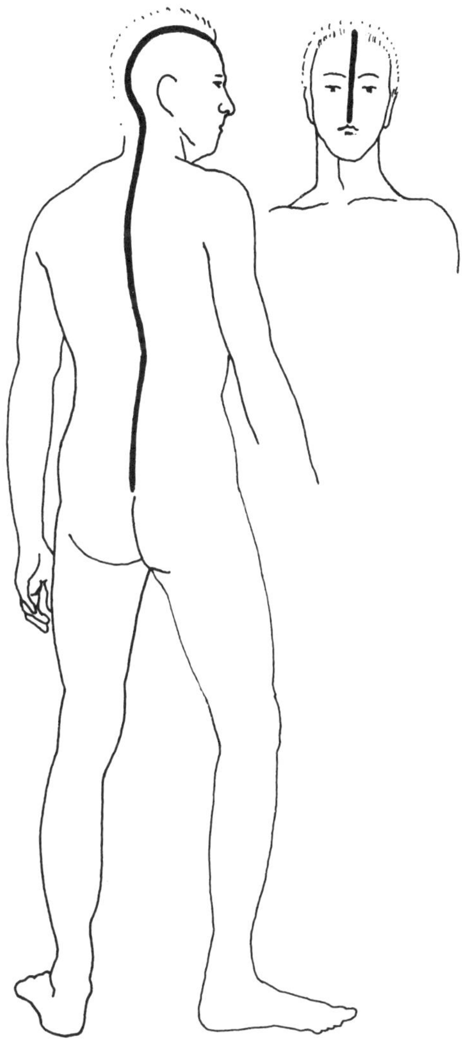

Der Gouverneur

Abbildung 32

Er verläuft ebenfalls senkrecht genau in der Körpermitte. Sein Anfangspunkt ist die Spitze des Steißbeins, und er endet über der Oberlippe.

Wegen der besonderen Bedeutung, die dieser Meridian für die Methode Dorn hat, sei sein genauer Verlauf zitiert:

„Das Lenkergefäß entspringt in der Beckenhöhle, ein innerer Ast steigt von hier zur Niere auf; ein anderer innerer Ast führt nach unten und tritt am Damm an die Oberfläche. Er läuft über die Spitze des Steißbeins, entlang der Mitte der Wirbelsäule hinauf zum Kopf und tritt in das Gehirn ein. Der Hauptast führt über den Scheitel des Kopfes, über Stirn und Nase und endet im oberen Zahnfleisch."[20]

Der Direktor verläuft auf der Vorderseite, der Gouverneur auf der Rückenseite des Körpers, und zwar genau auf der Wirbelsäule. Damit ist eine ganz entscheidende Verbindung zur Methode Dorn hergestellt: Bei sämtlichen Wirbelbehandlungen vom Steißbein bis zur Halswirbelsäule wird der Gouverneur-Meridian mitbehandelt. Es ist also möglich, daß zum Beispiel Kopfschmerzen oder Schmerzen im Zahnfleisch der oberen Zahnreihe gelindert werden oder verschwinden, weil über den Gouverneur-Meridian Heilreize gesetzt wurden.

Ein wichtiger Akupressurpunkt ist der G 16. Er liegt auf der Medulla oblongata. Diese befindet sich zwischen Rückenmark und Gehirn, gehört jedoch bereits zur Zentrale. Hier werden Atmung, Herztätigkeit sowie Reflexe, die mit Schlucken und Erbrechen zu tun haben, gesteuert. Auch das Körpergleichgewicht wird hier kontrolliert, und der Blutdruck sowie die Ausdehnung und Zusammenziehung der Blutgefäße werden geregelt. Ein Akupressurdruck auf den G 16 hilft gegen Abgeschlagenheit und steigert die Vitalität. Die Signale gehen zur Schilddrüse, zur Hypophyse und zu den Nebennieren. Diese Drüsen regeln den Hormonhaushalt.

Die Angaben in der folgenden Tabelle sollten nicht mißverstanden werden. Es kann vorkommen, daß wir einen bestimmten Wirbel oder ein bestimmtes Gelenk einrichten, und in der Folge gesundet ein Organ, an das wir bei der Behandlung nicht gedacht hatten. Wenn auszuschließen ist, daß die dieses Organ versorgenden Spinalnerven mit dem von uns behandelten Punkt in Verbindung stehen, bleibt als einzige Erklärungsmöglichkeit die, daß der betreffende Organmeridian durch den von uns behandelten Punkt führt und dort einen Druckpunkt hat. Kurz gesagt: Wir haben einen Druckpunkt auf einem Meridian behandelt, die Energie in diesem Meridian wieder zum Fließen gebracht und auf diese Weise das Organ geheilt oder seine Funktion verbessert.

Das bedeutet jedoch nicht, daß wir umgekehrt beispielsweise nur den Druckpunkt des Nierenmeridians am Knie behandeln müßten, um die Funktion der Niere wiederherzustellen. Zum Nierenmeridian gehören wesentlich mehr Druckpunkte als hier aufgezeigt werden können (siehe Abbildung 29). Jene Heilungen sind also zunächst noch mehr zufällig als geplant. Wer sich für die Verbindung zwischen der Methode Dorn und der chinesischen Akupunktur beziehungsweise Akupressur interessiert, sollte sich zunächst mit diesen fernöstlichen Heilmethoden beschäftigen. Dieter Dorn und seine Schüler werden in dieser Richtung weiterforschen.

Die folgende Tabelle geht von den Behandlungspunkten nach der Methode Dorn aus (Spalte 1). In Spalte 2 finden Sie die entsprechenden Druckpunkte auf den Meridianen. In Spalte 3 ist das Organ beziehungsweise eine gesundheitliche Störung genannt, dessen oder deren Heilung sozusagen ein „Nebenprodukt“ der Behandlung nach der Methode Dorn war oder sein kann.

Die Auswertung der Tabelle ergibt folgendes Bild: Der am häufigsten mitbehandelte Meridian ist der Blasen-Meridian (B) – einundvierzigmal. Das wird verständlich, wenn man bedenkt, daß er größtenteils nur wenige Zentimeter rechts und links der Wirbelsäule verläuft. Dann folgt der Gouverneur (G) – sechzehnmal –, der Milz-Pankreas-Meridian (Mi) – neunmal –, der Nieren-Meridian (N) – siebenmal –, der Gallenblasen-Meridian (Gb) – sechsmal. Alle anderen Akupunkturpunkte wurden zwischen zwei- und viermal berührt.

Behandlungspunkte nach Methode Dorn	Akupressur-punkte	Beschwerden/Organe
Halswirbelsäule (HWS)		
oberhalb der HWS in der Vertiefung der Schädelbasis	G 16	Rachenkatarrh, Schiefhals (Torticollis), Übelkeit, Heuschnupfen, Migräne, Schluckauf
auf beiden Seiten der Mittellinie an der Erhöhung des 2. HW	B 10	Schiefhals, steifer Hals, Beinbeschwerden, allgemeine Nasenbeschwerden, Migräne
direkt über dem 2. HW, Mittellinie	G 15	Schilddrüsenstörung
direkt über dem 7. HW	G 14,5	Schilddrüsenstörung

auf dem 7. HW	G 14	Schiefhals, allgemeine Nasenbeschwerden, Grippe, bes. Kopfschmerzen bei Grippe, Kehlkopfentzündung
neben der HWS	B 10	Migräne

Zwischen Halswirbel- und Brustwirbelsäule

Im Übergang von der Halswirbelsäule zur Brustwirbelsäule haben zwei wichtige Meridiane ihre Druckpunkte; der Dünndarm-Meridian und der Gouverneur.

7. HW	Dü 15	Spannungen

Brustwirbelsaule (BWS)

1. BW, dicht neben den Wirbeln	G 14	Kehlkopfentzündung, Kopfschmerzen bei Grippe und Schnupfen
2,5 cm zu beiden Seiten des 2. BW	B 11	Grippe, allgemeine Nasenbeschwerden; Arthritis, Knochenkrankheiten
2./3. BW	G 13	Sinusitis, Heuschnupfen
2,5 cm zu beiden Seiten des 3. BW	B 12	Angina pectoris, Spermatorrhoe

4. BW	G 12	Menstruationsschmerzen, Asthma, Bronchitis
zu beiden Seiten des 6. BW	B 15	Impotenz des Mannes, Spermatorrhoe
7./8. BW	G 10	Schluckauf
Über dem 8. BW	G 9	Gelbsucht
2,5 cm seitlich des 8. BW	B 17	Magen-Darm-Trakt, Menstruationsschmerzen, Rachenkatarrh
zwischen 9. und 10. BW	D 13	Lidentzündungen
2,5 cm seitlich des 10. BW	B 18	Dünndarm, Leber-Störungen, Hämorrhoiden
2,5 cm zu beiden Seiten des 11. BW	B 19	Gelbsucht, Gallenblasenbeschwerden
2,5 cm zu beiden Seiten des 12. BW	B 21	Spermatorrhoe, Ausbleiben der Menstruation, unfreiwilliger Abgang von Harn und Stuhl, Durchfall; Angina pectoris

Lendenwirbelsäule (LWS)

3,5 cm zu beiden Seiten des 5. LW	B 25	Verstopfung, Dünndarmbeschwerden
1./2. LW	B 22	Blinddarmentzündung
zwischen 2. und 3. LW	D 10	Lidentzündungen
über dem 2. LW	G 5	allgemeine Behandlung der Augen, Kehlkopfentzündungen
2,5 cm zu beiden Seiten des 3. LW	B 23	vorzeitiger Samenerguß, Spermatorrhoe, Menstruationsstörungen, -schmerzen, Ausbleiben der Menstruation
2,5 cm zu beiden Seiten des 5. LW	B 26	Kältegefühl, Ischias, Schmerzen in den Oberschenkeln
auf dem 5. LW	G 3	steife Knie, Schmerzen in den Knien
in den Lücken zwischen 4. und 5. LW	G 3	Ischias
2. LW	G 4	Hexenschuß

zu beiden Seiten des 2. LW	B 22	Nierenentzündung
LWS	B 20	Ausfluß

Ilio-Sakral-Gelenk mit Kreuzbein und Steißbein

Kreuzbein-Darmbein-Gelenk am 1. Kreuzbeinhöcker	B 27, 28, 29	Dickdarmentzündung, Fußknöchelbeschwerden
über dem 3. Kreuzbeinwirbel	B 33	Ausfluß, Verstopfung, Sterilität des Mannes
über dem 1. Kreuzbeinloch	B 31	Wechseljahrsbeschwerden, Ausfluß, Menstruationsschmerzen; Prostata, Impotenz des Mannes; Spermatorrhoe
über dem 2. Kreuzbeinloch	B 32	Wechseljahrsbeschwerden der Frau, Ausfluß, Menstruationsschmerzen; Prostata, Impotenz des Mannes; Blasenkatarrh
seitlich vom 2. Kreuzbeinloch	B 28	Hexenschuß, Schmerzen im Kreuzbein-Darmbein-Gelenk

seitlich vom 3. Kreuzbeinloch	B 29	wie bei B 28
über dem 4. Kreuzbeinloch	B 34	Bettnässen, Kältegefühl, Ischias und Schmerzen in den Oberschenkeln
dicht über dem Kreuzbein-Darmbein-Gelenk	B 25, 28, 29,30	Nierenentzündung, Beinbeschwerden
am äußersten Ende des Steißbeins	G 1	Gallenblasenbeschwerden, Jucken der äußeren Schamteile, Prostata, Triebmangel, Blasenkatarrh
gut 1 cm über dem Steißbein = 1. Kreuzbeinwirbel	G 2	Triebmangel, Ischias, Migräne
zu beiden Seiten des Steißbeins	B 35	Impotenz des Mannes
am 4. Kreuzbeinloch	G 32	Hexenschuß
an der 4. Kreuzbeinkrümmung	B 30	Hexenschuß

Handgelenk

An der Außenseite von Hand und Arm verlaufen drei wichtige Meridiane, nämlich der Dreifache Erwärmer, der

Dickdarm-Meridian und der Dünndarm-Meridian. An der Innenseite sind es der Lungen-Meridian, der Herzbeutel- und der Herz-Meridian. Alle sechs Meridiane können betroffen sein, wenn das Handgelenk eingerichtet wird. Mit anderen Worten: Die Behandlung kann zur Folge haben, daß die Energie in allen sechs Meridianen wieder frei fließt.

über dem Handgelenk-Kleinfingerseite	H 5	Verstopfung, unfreiwilliger Abgang von Harn und Stuhl
5 cm über dem Handgelenk, seitlich an der Daumenseite	Di 6	Verstopfung, Dickdarmbeschwerden
Mitte der Handwurzel	Hb 7	Dickdarm
Handgelenk an der Seite bei der Handwurzel	Dü 5	Triebmangel, Hämorrhoiden
über dem Handgelenk an der Daumenseite	L 7	Dickdarmentzündung, Hämorrhoiden, Beschwerden am Penis
über dem Handgelenk an der Innenseite	H 6	Durchfall
an der Oberseite des Handgelenks	DE 4	Triebmangel
Handgelenk	L 8	Rachenkatarrh, Bronchitis

Zeigefingerwurzel, Daumenseite	Di 3	Dickdarm, Durchfall
3. Zeigefingergelenk, Daumenseite	Di 2	Durchfall

Ellbogen

dicht oberhalb des „Musikantenknochens“ am Ellbogen	DE 10	geschwollener Hals = akute Angina; allgemeine Nasenbeschwerden, Sterilität des Mannes, vorzeitiger Samenerguß; Wechseljahrsbeschwerden der Frau, allgemeine Behandlung der Augen
Innenseite der Ellbogen	H 3	Lidentzündungen, Bronchitis
Ellbogenbeuge (Außenseite)	L 5	Hexenschuß, Schiefhals (Torticollis), Migräne, Kropf
dicht unter dem „Musikantenknochen“	Dü 8	Blinddarmentzündung
an der Außenseite des Ellbogens	L 7	Impotenz des Mannes
vor dem Ellbogen	Di 10	allgemeine Nasenbeschwerden

Achselgelenk

in der Achselhöhle	H 1	Übelkeit

Schultergelenk

in der Mitte des Schultergelenkes	Mi 20	Verdauungsschwäche, Hämorrhoiden

Hüftgelenk

Hüftgelenk	Gb 30	Schmerzen im Darmbein-Kreuzbein-Gelenk; Oberschenkelbeschwerden; Kältegefühl, Ischias, Arthritis

Kniegelenk

3,5 cm unter dem Kniegelenk	M 36	Gelbsucht, Verstopfung, Gastritis, Spermatorrhoe, Blinddarmentzündung
seitlich vom Knie unter dem Wadenbeinköpfchen	Gb 34	kalte, geschwollene Knie, Gallenblasenbeschwerden, Verstopfung, Migräne, Rachenkatarrh, Arthritis

in der Mitte der Kniegelenke	Le 8	Migräne, Gelbsucht, Triebmangel, Gallenblasenbeschwerden
seitlich innen vom Kniegelenk	Gb 33	geschwollene, steife Knie, gefühllose Knie, Bettnässen
dicht unter der Kniekehle (in der Mitte)	B 54	Hexenschuß, Ischias; Blasenkatarrh, Harnverhaltung, Arthritis, hoher Blutdruck; Jucken der äußeren Schamteile
in der Mitte der Kniekehle	N 10	Impotenz des Mannes; Nierenentzündung, Bettnässen, steife Knie, Schmerzen in den Knien und Oberschenkeln, Heuschnupfen
an der Innenseite unter der Kniekehle	Mi 9	Spermatorrhoe, Asthma, Harnverhaltung, Menstruationsstörungen
an der Innenseite des Knies	Mi 10	Menstruationsstörungen, -schmerzen, Jucken der äußeren Schamteile, Harnverhaltung

an der Außenseite unter der Kniescheibe	M 35	steife Knie, Schmerzen in den Knien
an der Außenseite der Kniekehle	B 52	steife Knie, Oberschenkelbeschwerden

Fuß- oder Sprunggelenk

Mittelfuß	Mi 4	Gelbsucht
hinter dem äußeren Fußknöchel	B 60	Ischias
seitlich der Ferse unter dem äußeren Knöchel	B 62	Schmerzen in den Knien, Menstruationsschmerzen, Nierenentzündung
unter dem Knöchel an der Innenseite	Mi 5	Oberschenkelbeschwerden
an der Ferse unterhalb der Innenseite des Fußknöchels	N 3	Blinddarmentzündung, Menstruationsschmerzen
an der Innenseite hinter dem Fußknöchel	N 6	Menstruationsschmerzen
an der Innenseite über und hinter dem Fußknöchel	N 8	Blasenkatarrh, Hämorrhoiden

vorn an der Seite des Fußknöchels	Le 4	Bettnässen
hinten und unten an der Innenseite des Fußknöchels	N 5	vorzeitiger Samen erguß, Sterilität des Mannes, Bettnässen, Nierenentzündung, Migräne
Knöchel außen	Gb 40	Migräne
seitlich des Fersenbeins in der hinteren Hälfte	B 61	Gastritis

Zehengelenke

seitlich der Wurzel der 4. Zehe	Gb 43	Geschwollene Knie
Großzehengelenk	Mi 2	Dünndarm, Verdauungsschwäche, Spermatorrhoe
Kleinzehengelenk (an der Seite)	B 67	Spermatorrhoe
seitlich der 5. Zehe	B 66	Verdauungsschwäche
Großzehengelenk (Innenseite des 1. Mittelfußgelenkköpfchens)	Mi 3	Durchfall

unter Mitbeteiligung des Großzehengelenkes in der Mitte am seitlichen Fußgewölbe	N 2	Menstruations-schmerzen
Ende des 5. Mittelfußknochens	B 63	Blinddarmentzündung

Behandlung bei Beckenschiefstand

5 cm seitlich des 4. Kreuzbeinwirbels	B 30	unfreiwilliger Abgang von Harn und Stuhl

Behandlung bei Schiefstand des Brustkorbes

Beim Einrichten des Brustkorbes werden nicht nur die Schulterblätter bewegt, sondern auch die Schlüsselbeine auf der Vorderseite des Körpers. Davon betroffen sind die Punkte N 27, M 12 und D 16. Auch der Punkt D 22, der in der Vertiefung an der Basis der Kehle liegt, wird mitberührt.

Diese Liste erhebt keinen Anspruch auf Vollständigkeit. Alle Indikationen zu berücksichtigen, hätte den Rahmen dieses Kapitels gesprengt.

DIE GELENKE

Ein Gelenk ist die bewegliche Verbindung zwischen zwei oder mehreren Knochen, wobei Gelenke verschiedenster Art (Scharniergelenk, Eigelenk, Sattelgelenk, Zapfengelenk, Kugelgelenk) jeweils zwei Gelenkkörper, den Gelenkkopf und die Gelenkpfanne, miteinander verbinden. Das echte Gelenk wird definiert durch einen Gelenkspalt, der die beiden Gelenkkörper voneinander trennt.

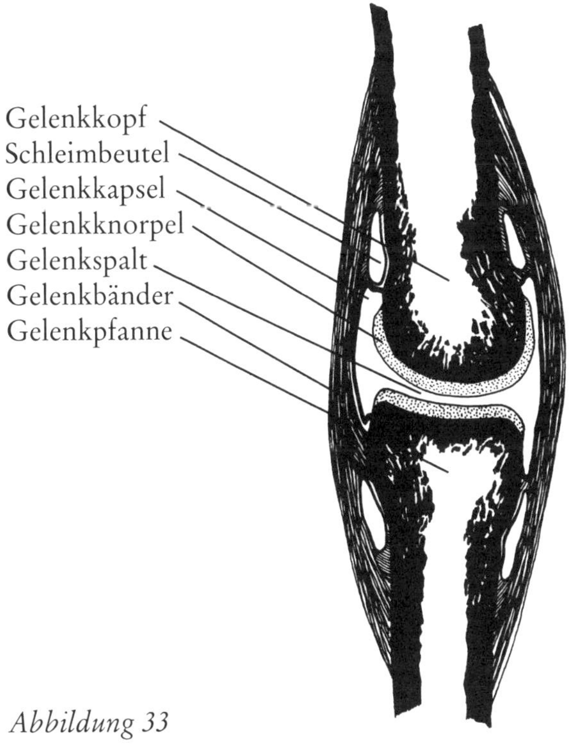

Abbildung 33

Diese Gelenkkörper sind zum Schutz vor Reibung an ihren knöchernen Enden von einer Gelenkknorpelschicht überzogen. Die bindegewebige Gelenkkapsel stellt die Verbindung zwischen den beiden durch den Gelenkspalt voneinander getrennten Knochenenden her. Sie schließt die Gelenkhöhle (= Gelenkspalt) nach außen hin ab. Innerhalb der Gelenkkapsel befinden sich die Schleimbeutel, die der Beweglichkeit dienen. Die innere Schicht der Kapsel sondert die Gelenkschmiere (Synovia) ab, welche das Gelenk gleitfähig macht.

Der Gelenkkapsel außerhalb aufgelagert sind Gelenkbänder, die das Gelenk zusammenhalten und bestimmte Bewegungen ermöglichen beziehungsweise begrenzen oder verhindern.

Die außerhalb der Gelenkkapsel befestigten Sehnen gehören ebenso wie die innenliegenden Schleimbeutel zu den Hilfseinrichtungen des Muskels, welche die aktive Beweglichkeit eines Gelenkes ermöglichen.

Für eine Überdehnung der Gelenkbänder kommen vielfältige Ursachen in Frage.

Der medizinische Begriff „Luxation“, Verrenkung (von lat. *luxare* = verrenken) bezeichnet eine über die einfache Verdrehung (Torsion) hinausgehende Verschiebung zweier durch ein Gelenk verbundener Knochenenden. Eine unvollständige Luxation, bei der die Gelenkflächen zum Teil noch miteinander in Kontakt bleiben, wird als „Subluxation“ bezeichnet.

Dieser Schaden kann angeboren sein oder erworben, und zwar entweder durch ein traumatisches Ereignis, etwa durch Gewalteinwirkung wie einen Unfall, oder durch Entzündung der Gelenkenden. Letzteres wird als „Destruktionsluxation“ bezeichnet, weil durch Arthritis (Gelenkentzündung) zum Beispiel der Hüftkopf zerstört werden kann. Das bedeutet, daß die Gelenkpfanne ihre ursprüngliche Größe beibehält, während sich der Hüftkopf verkleinert. Das Ergebnis ist, daß der Gelenkspalt größer wird.

Der Gelenkspalt vergrößert sich auch, wenn eine sogenannte Distensionsluxation vorliegt (von lat. *distendere* = ausdehnen). Dabei wird die Kapsel durch einen Gelenkerguß oder ein Emphysem überdehnt. Das heißt, die Gelenkpfanne vergrößert sich, während der Hüftkopf gleich groß bleibt.

In beiden Fällen hat das Gelenk keinen Halt mehr, weil sich der Gelenkspalt vergrößert hat. Die Bänder müssen die Knochen zusammenhalten und sind dieser Aufgabe auf Dauer natürlich nicht gewachsen. Sie werden überdehnt und erschlaffen.

Wenn eine Gelenkluxation oder -subluxation nicht gerade durch einen Unfall hervorgerufen wurde, entwickelt sie sich oft ganz allmählich und fast unbemerkt. Die Bänder erschlaffen langsam, und es gibt so gut wie keine Warnzeichen, keinen Schmerz als Signal, der darauf aufmerksam macht.

Falsche Bewegungsgewohnheiten können die Gelenke jahrelang belasten, ohne daß der Körper sich meldet. Viele Menschen schlagen beispielsweise im Sitzen ganz automatisch die Beine übereinander. Oder sie sitzen häufig und zu lange in bequemen Sesseln. Oder sie sind zu häufigen und langen Autofahrten in ungünstig geformten Sitzen gezwungen.

Bei bestimmten gymnastischen Übungen, ganz besonders bei Dehnübungen in der Aufwärmphase vor einer sportlichen Betätigung, kann es geschehen, daß beispielsweise der Hüftgelenkkopf nicht wieder in die Pfanne zurückgleitet, sondern sich verkantet. Nach einer Streckung im Hüftgelenk verkantet er meist am vorderen und seitlichen Pfannendach. Dann drückt der vordere Pfannendacherker auf den Hüftkopf und schädigt im Lauf der Zeit den Knorpel des Hüftgelenks. Dadurch kann eine Arthrose entstehen.

Eine Subluxation der Kniegelenke kann sich so entwickeln: Beim Beugen des Kniegelenks über 90 Grad kann es vorkommen, daß die Bänder stark überdehnt werden. Beim Strecken verkantet das Gelenk dann und subluxiert. Eine wesentliche Ursache für die Subluxation der Kniegelenke ist allerdings das Sitzen in tiefen Sesseln und das gewohnheitsmäßige Übereinanderschlagen der Beine.

Zum Luxieren der Sprunggelenke kann die Angewohnheit führen, im Sitzen die vorderen Stuhlbeine mit den Füßen zu umklammern. Eine solche Sitzhaltung führt ebenfalls zur Bänderüberdehnung.

DIE METHODE DORN – BEHANDLUNG DES GANZEN MENSCHEN VON UNTEN NACH OBEN

Voraussetzung für eine Behandlung nach der Methode Dorn ist, daß der Patient noch beweglich ist und selbst stehen kann. Ganz allgemein gilt, daß die Behandlung selbst keinen oder nur ganz geringen Schmerz verursacht.

Nach dem Einrichten der Wirbel und des Beckens kann es allerdings drei Tage bis eine Woche lang zu muskelkaterähnlichen Schmerzen kommen. Danach sind 80 Prozent aller Patienten völlig beschwerdefrei. Größere Anstrengungen und Stretching-Übungen sollten nach der Behandlung jedoch ein paar Tage lang vermieden werden, bis sich das Gewebe, die Sehnen und die Bänder neu gestrafft haben.

Ganz wichtig ist, daß der Patient in den Tagen nach der Behandlung viel trinkt, denn die gelösten Schlackstoffe müssen unbedingt ausgeschwemmt werden.

Kontrolle und Korrektur der Beinlängen

Während Fehlstellungen der Armgelenke sehr selten beobachtet wurden, kommt es ganz häufig zu Gelenkfehlstellungen in den Beinen. Es ist daher sehr sinnvoll, von Zeit zu Zeit die Beinlängen zu kontrollieren. Diese Kontrolle wird bei allen Patienten, die sich nach der Methode Dorn behandeln lassen wollen, durchgeführt.

Wenn sich Gelenke lockern, liegt das im allgemeinen daran, daß die Bänder, deren Aufgabe es ist, die Gelenke zusammenzuhalten, überdehnt oder erschlafft sind. Deshalb wird die Kontrolle der Beinlängen nach der Methode Dorn am liegenden Patienten durchgeführt, während die bekannte anatomische Beinlängendifferenz im Stehen an den Beckenkämmen gemessen wird.

Es hat sich gezeigt, daß bei etwa 80 Prozent der Patienten, die mit Wirbelsäulenschäden Hilfe suchen, die Beine unterschiedlich lang sind. Diese Differenz beträgt durchschnittlich zwei bis drei Zentimeter, sie kann in Ausnahmefällen aber auch wesentlich größer sein. Auch wenn die Patienten es nicht bemerken, führt eine Beinlängendifferenz auf Dauer natürlich zu Beschwerden im Stützapparat, weil die Statik nicht mehr stimmt. Rückenschmerzen vom Kreuzbein bis zum Schultergürtel, Kopfschmerzen und das Herausrutschen einzelner Wirbel bis zur Skoliose gehören zu den schlimmen Folgen dieses Ungleichgewichtes.

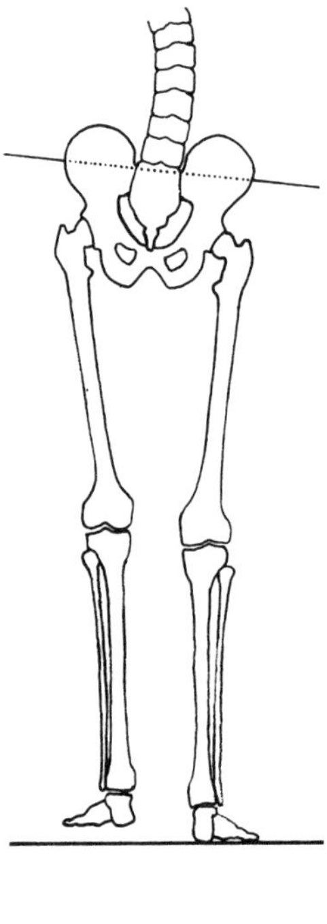

Abbildung 34

Meist versucht man den Schaden dadurch zu beheben, daß man das kürzere Bein durch Einlagen oder orthopädische Schuhe anhebt und auf gleiche Höhe mit dem anderen Bein bringt.

Die Methode Dorn geht den umgekehrten Weg: Hier wird das kürzere Bein nicht künstlich verlängert, sondern vielmehr das längere Bein verkürzt. Dies geschieht mit ein paar geübten Handgriffen, die für den Patienten völlig schmerzfrei sind.

Anschließend lernt der Patient Übungen, die er selbst zu Hause machen kann. Diese Übungen sollen acht bis vierzehn Tage lang täglich so oft wie möglich durchgeführt werden.

Eine ausführliche Beschreibung aller Übungen finden Sie im Kapitel „Selbsthilfe“.

Zum *Überprüfen der Beinlängen* liegt der Patient ganz entspannt und angekleidet, auch mit Schuhen, auf der Untersuchungsliege oder auf einem Tisch. Der Therapeut hebt nun gleichmäßig, mit den Daumen auf den Absätzen der Schuhe, die Beine des Patienten an, wobei er sie zunächst spreizt und dann etwa in Augenhöhe zusammenbringt. Es geht darum, daß der Patient die Absätze seiner Schuhe selbst sehen und daran erkennen kann, um wieviel sich die Längen seiner Beine unterscheiden. Danach beginnt der Therapeut mit dem Einrichten der Beine.

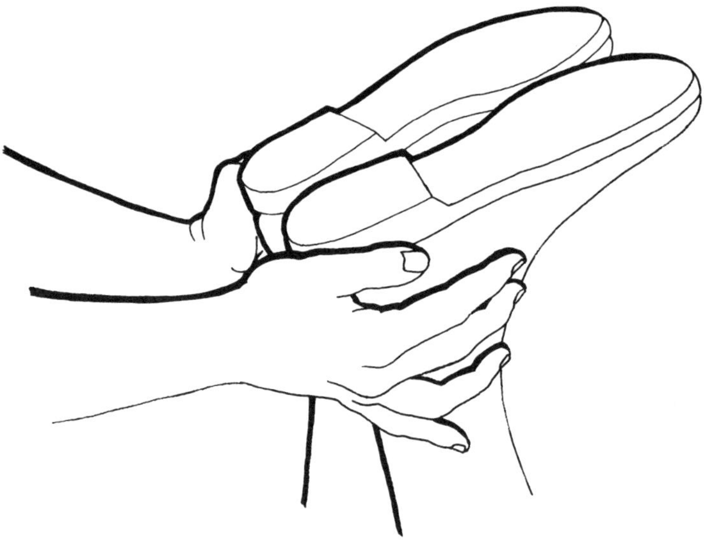

Abbildung 35

Das Sprunggelenk: Der Patient zieht die Fußspitze nach oben, also zu sich hin. Nun drückt der Therapeut mit einer Hand stark auf die Ferse, während er mit der anderen Hand die Fußspitze nach unten zieht. Es empfiehlt sich, diese Übung einmal nach innen und einmal nach außen gewendet auszuführen. Anschließend wird nachgemessen. Manchmal verringert sich die Differenz nach dem Einrichten des Sprunggelenkes bereits um einen halben bis einen Zentimeter.

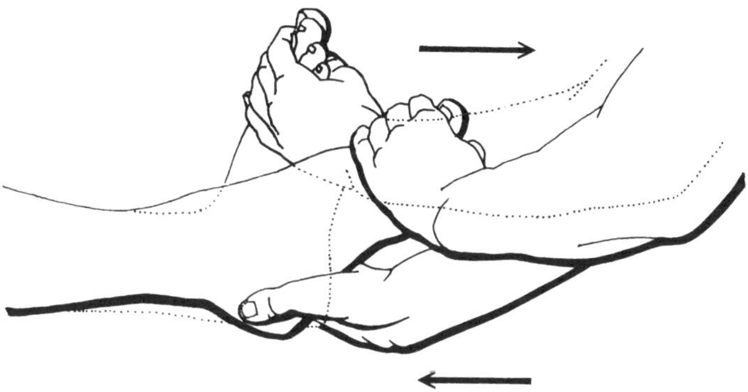

Abbildung 36

Die Übung, die der Patient zum Einrichten seines Sprunggelenkes anschließend selbst eine Zeitlang machen muß, ist im Kapitel „Selbsthilfe" ausführlich beschrieben.

Das Kniegelenk wird eingerichtet, indem das Bein des liegenden Patienten auf 90 Grad angewinkelt wird. Eine Hand des Therapeuten drückt auf den oberen Teil der Wade, die andere liegt auf der Ferse und drückt in Richtung Knie. Die dritte Hand eines Helfers oder (wenn kein Helfer da ist) die Wange des Therapeuten übt den notwendigen Druck auf die Kniescheibe aus, während das Bein gestreckt und gleichzeitig auf der Unterlage abgelegt wird.

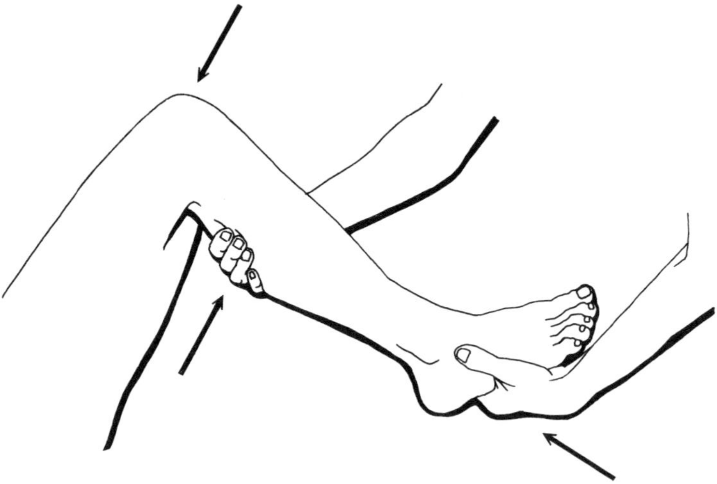

Abbildung 37

Dann wird wieder nachgemessen. Sollte sich die Beinlängendifferenz durch das Einrichten des Kniegelenkes verringert haben, muß der Patient die Übung zum Einrichten des Kniegelenkes lernen, die im Kapitel „Selbsthilfe" genau beschrieben ist.

Das Hüftgelenk: Die meisten, nämlich ungefähr 75 Prozent aller Gelenkspaltvergrößerungen gibt es im Hüftgelenk. Hier sind Differenzen von zwei und mehr Zentimetern die Regel.

Am einfachsten läßt sich das Hüftgelenk im Liegen richtigstellen, es geht aber auch im Stehen: Der Patient winkelt das Bein wieder 90 Grad an und faßt mit einer Hand (entweder mit der rechten oder mit der linken) den Oberschenkel knapp unter dem Po. Dann legt der Therapeut das Bein mit leichtem Druck in Richtung Hüfte (gegen den Widerstand der Hand) gestreckt auf der Unterlage ab. Die ganze Übung wird ohne besondere Anstrengung durchgeführt.

Selbstverständlich muß die Länge beider Beine überprüft werden. Es ist nämlich durchaus möglich, daß verschiedene Gelenke für die Beinlängendifferenz verantwortlich sind.

In manchen Fällen sind zunächst beide Beine gleich lang. Nachdem man alle Gelenke an einem Bein durchgetestet hat, stellt man oft fest, daß ein Gelenk subluxiert ist, manchmal sogar mehrere. Nachdem die Gelenke richtiggestellt sind, ist dieses Bein dann plötzlich kürzer. Am anderen Bein sind es meist die gleichen Gelenke, die einen vergrößerten Gelenkspalt aufweisen. Es kann aber auch vorkommen, daß beispielsweise links die Hüfte und rechts das Kniegelenk oder das Sprunggelenk behandelt werden muß.

Daraus ergibt sich zwingend, daß der Therapeut auch bei gleich langen Beinen mindestens ein Bein von unten nach oben kontrolliert. Nach der vollständigen Korrektur sind in fast einhundert Prozent aller Fälle beide Beine wieder gleich lang (siehe Abbildung 38).

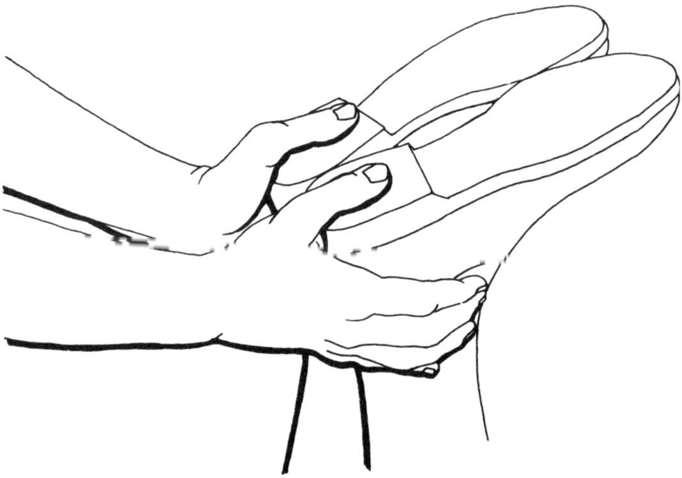

Abbildung 38

Behandlung bei Beckenschiefstand

Das Becken ist von seiner Funktion her vor allem auf Festigkeit angelegt. Seine Aufgabe besteht in erster Linie darin, die Belastungen, die auf die Wirbelsäule einwirken, auf die Beine zu übertragen. Das Becken besteht aus Kreuzbein, Steißbein und den beiden Hüftbeinen, wobei die Hüftbeine jeweils aus Darmbein, Sitzbein und Schambein bestehen, die zwischen dem 6. und dem 16. Lebensjahr eine knöcherne Verbindung eingehen.

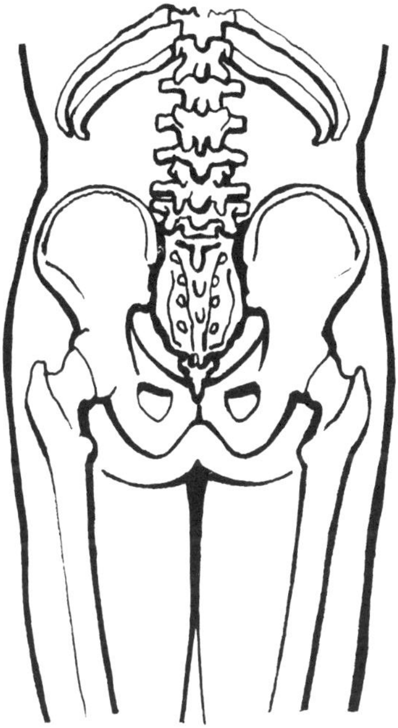

Abbildung 39

Das Becken kann aus folgenden Gründen in eine Schiefstellung geraten:

- durch unterschiedlich lange Beine
- durch langfristig einseitige Belastungen, zum Beispiel durch häufiges seitliches Bücken
- durch gewohnheitsmäßiges Sitzen mit übereinandergeschlagenen Beinen.

Der Therapeut prüft das Becken am stehenden Patienten, indem er beide Beckenkämme parallel und in gleicher Höhe mit den Daumen abfühlt. Einen Schiefstand nach hinten oder vorn erkennt er am deutlichsten, wenn er dann von oben an der Wirbelsäule entlang schaut.

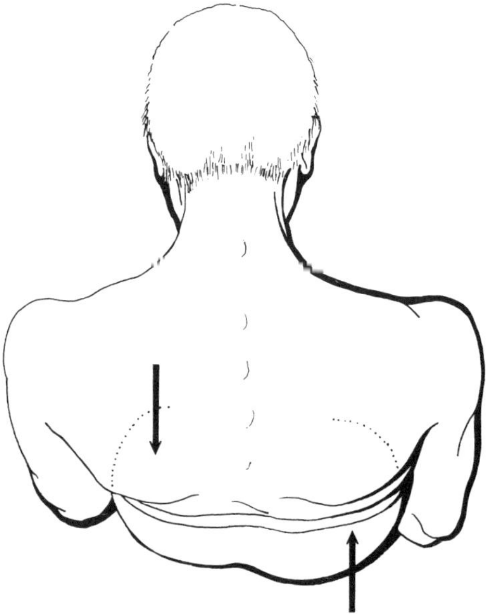

Abbildung 40

Während der Behandlung steht der Patient leicht nach vorn gebeugt. Der Therapeut drückt mit der flachen Hand auf den Teil des Beckens, der nach hinten steht, während er den vorstehenden Beckenkamm mit der anderen Hand zurückzieht. Während dieses Vorgangs schwenkt der Patient das Bein gestreckt und in Laufrichtung aus der Hüfte heraus. Dabei genügt es nicht, das Bein nur vom Knie abwärts, also nur den Unterschenkel, zu bewegen! Wenn das Becken links nach hinten steht, wird das rechte Bein nach vorn geschwungen, beim rechts nach hinten stehenden Becken das linke.

Selten gelingt es, einen Beckenschiefstand während einer einzigen Behandlung zu richten. Deshalb ist es sehr hilfreich, wenn die Patienten zwischen den Konsultationen selbst üben. Im Kapitel „Selbsthilfe“ finden Sie eine ausführliche Anleitung.

Das Kreuzbein
Auch das Kreuzbein als Bestandteil des Beckens kann sich verschieben oder verkanten. Hier sind die Möglichkeiten zur Subluxation vielfältig, da drei verschiedene Gelenkverbindungen betroffen sein können:

1. Das Kreuzbein ist durch das Kreuzbein-Darmbein-Gelenk mit dem Darmbein verbunden. Es handelt sich hier jedoch nicht um ein echtes Gelenk, denn diese Knochenverbindungen sollen mehr der Federung und damit der Bruchfestigkeit des Beckenrings dienen als der Beweglichkeit. Deshalb sind die Bewegungsmöglichkeiten des Kreuzbein-Darmbein-Gelenkes durch einen festen Bandapparat stark eingeschränkt.
2. Am Übergang vom Kreuzbein zur Lendenwirbelsäule kann das Kreuzbein nach hinten herausrutschen.
3. Die Verbindung zwischen dem Kreuzbein und dem Steißbein ist bei jungen Menschen gut beweglich, versteift jedoch mit zunehmendem Alter.

Untersucht wird das Kreuzbein an drei Stellen:

- rechts und links am Ansatz des Steißbeins,
- am Knochenvorsprung neben dem Grübchen,
- am oberen Ende des Kreuzbeins.

Folgende Fehlstellungen sind möglich: Das Kreuzbein kann auf einer oder auf beiden Seiten vorstehen, und zwar in unterschiedlichen Höhen, zum Beispiel: links oben und rechts unten und in der Mitte. Es kann am Lendenwirbel-Kreuzbein-Gelenk nach hinten herausrutschen, also kippen oder auch zusätzlich verdreht sein.

Der Therapeut drückt mit dem Handballen auf das gegenüberliegende Becken. Dabei muß der Patient mit dem

Bein pendeln, und zwar mit dem rechten Bein, während auf der linken Seite gedrückt wird, und mit dem linken Bein, während Druck auf die rechte Seite ausgeübt wird.

Der berüchtigte Ischias-Schmerz ist oft die Folge einer Schrägstellung des Kreuzbeins mit starker Spannung in den Kreuzbein-Darmbeingelenken, die dadurch nach hinten herausspringen. Dabei greifen die Muskeln so fest, daß der Therapeut diese Muskelpartie zunächst lockern muß, bevor er mit der eigentlichen Behandlung beginnen kann. Diese Muskelverhärtung ist auch der Grund dafür, daß es nach einer Kreuzbein-Reposition (ähnlich wie in etwas abgeschwächter Form im Schulter-Nacken-Bereich) zu Muskelkater kommen kann. Die betroffenen Muskeln können sich nicht schnell genug der Veränderung anpassen.

Bei Ischias kann es allein durch das Einrichten des Kreuzbeins zu Spontanheilungen kommen; es sind aber auch hier Rezidive möglich, wenn Muskeln, Sehnen und Bänder sich nicht an die neue Lage gewöhnen konnten, bevor eine falsche Bewegung oder eine alte schlechte Angewohnheit das Kreuzbein wieder verrutschen lassen. Um Rückfälle zu vermeiden, ist die Mithilfe des Patienten erforderlich. Er muß sich zumindest in den nächsten Tagen stets nach den Vorgaben des Therapeuten richten, was die zu bevorzugende Bewegungsrichtung und Körperhaltung betrifft. Auch hier gilt wie bei jeder Behandlung nach der Methode Dorn: Je schneller der Schaden behoben wird, desto nachhaltiger ist die Heilung.

Sollte der Wirbel oder das Gelenk erneut herausrutschen, ist es wichtig, daß möglichst schon in den nächsten Tagen eingegriffen wird. Sehnen, Bänder und Muskeln müssen sich ja mitverändern, verkürzen oder auf der anderen Seite etwas lockerer werden, nachgeben, kurz: Sie müssen sich an die veränderte, gesunde Situation gewöhnen.

Das gelingt um so schneller und wirkungsvoller, je kürzer die Abstände zwischen den Behandlungen bei möglicherweise eintretenden Rezidiven sind. Deshalb ist es auch besser, erforderliche Übungen einige Tage lang so oft wie möglich zu machen, als dieselbe Anzahl von Übungen über einen längeren Zeitraum zu verteilen.

Einrichten des Brustkorbes

Durch einseitige Belastung, zum Beispiel bei extremer Rechtshändigkeit oder einseitiger Tätigkeit, kann sich nicht nur die Wirbelsäule verformen. Auch der Brustkorb kann sich verschieben. Am deutlichsten wird dies an der Stellung der Schulterblätter erkennbar, aber auch an den Schlüsselbeinen auf der Vorderseite des Körpers: Bei einem verschobenen Brustkorb steht eines davon vor. (Abbildungen 41 und 42)

Zum Einrichten des Brustkorbs muß der Patient sitzen. Der Therapeut drückt mit der flachen Hand auf das zurückstehende Schulterblatt und hält mit der anderen Hand am Schlüsselbeinbereich dagegen. Der Patient schwingt mit beiden Armen gegenläufig aus dem Schultergelenk.

Auch beim Schiefstand des Brustkorbes ist die Mitarbeit des Patienten möglich und erwünscht. Anleitungen zum Üben sind im Kapitel „Selbsthilfe“ zu finden.

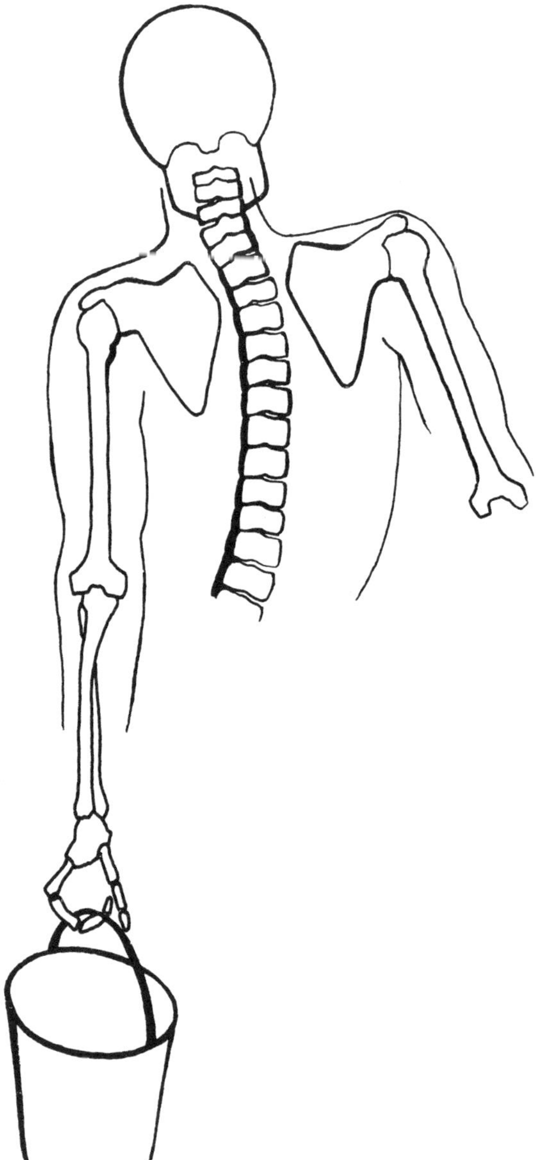

Abbildung 41

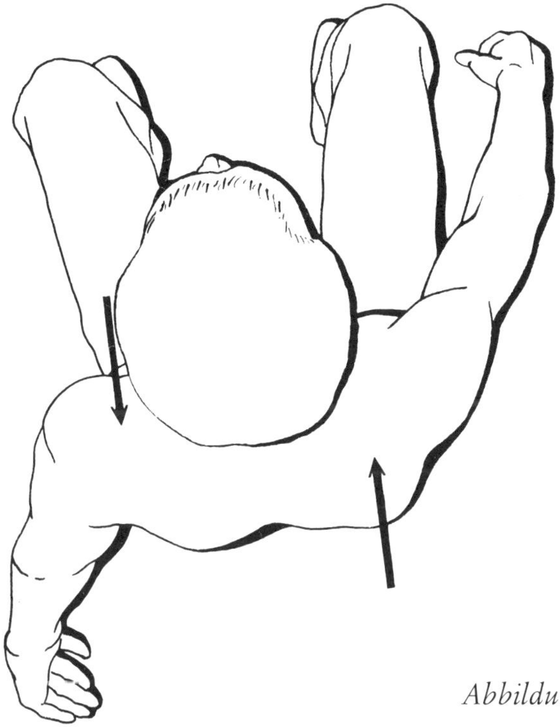

Abbildung 42

Die Daumenprobe und das Einrichten der einzelnen Wirbel

Der Patient stellt sich leicht gebeugt vor einen Tisch oder eine Behandlungsliege, hält sich mit beiden Händen an der Kante fest und stellt die Füße ganz gleichmäßig aber bequem nebeneinander. Der Therapeut fährt nun mit beiden Daumen rechts und links der Wirbelsäule – besser gesagt, seitlich der meist tastbaren Dornfortsätze – langsam von unten nach oben.

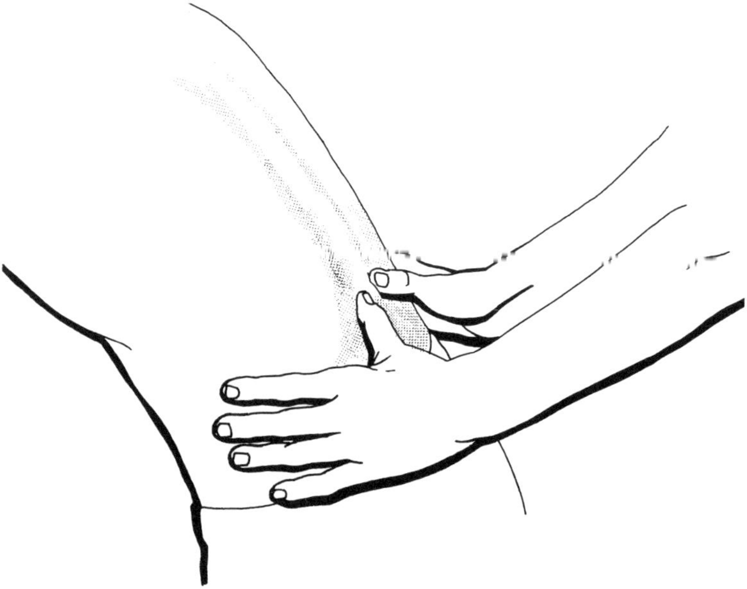

Abbildung 43

Dabei fühlt er, ob ein Wirbel herausgerutscht ist und, wenn ja, welcher. Dieser Wirbel wird nun mit dem Daumen am Dornfortsatz in die richtige Position geschoben. Der Patient pendelt dabei mit dem gegenüberliegenden Bein aus der Hüfte heraus vorwärts und rückwärts. Hilfreich ist es, wenn der Patient laut und so langsam wie möglich ausatmet, da das Hineinschieben während der Ausatemphase wesentlich leichter möglich ist. Danach ertastet und egalisiert der Therapeut, wenn nötig, auch die Querfortsätze.

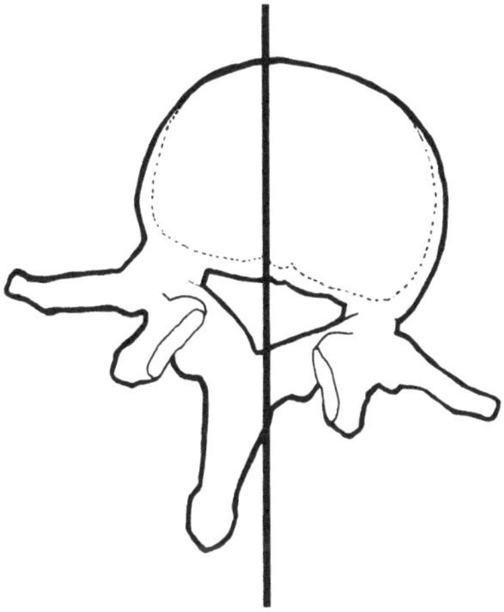

Abbildung 44

Wenn der sechste oder siebte Brustwirbel erreicht ist, sollte der Patient sich setzen. Die erforderliche Bewegung wird nun durch Pendelbewegungen des jeweils entgegengesetzten Armes aus dem Schultergelenk heraus erreicht.

Oft ist der Schulter-Nackenbereich extrem verspannt, was nicht nur zu einer relativen Unbeweglichkeit des Kopfes führt, sondern häufig auch zu Kopfschmerzen und anderen Beschwerden, zum Beispiel einem Taubheitsgefühl in den Armen, manchmal bis in die Finger. Hier verschafft ein Druck rechts und links des 7. Halswirbels (V. prominens) große Erleichterung. Während der Druck ausgeübt wird, muß der Patient mit beiden Armen gegenläufig aus dem Schultergelenk heraus pendeln. Dieser Druck schmerzt in der Regel. Daher übe ich ihn auch nur zwei- oder dreimal aus. Die Behandlung kann jedoch im Abstand von etwa einer Woche wiederholt werden.

Es ist wunderbar zu erleben, wie die Behandlung die Patienten von Schmerzen in Schultern, Armen und Kopf befreit, zu sehen, wie sie den Kopf wieder richtig zur Seite drehen können, und vor allem mitzuerleben, wie sie sich darüber freuen, daß sie sich jetzt so leicht fühlen.

Behandlung der Halswirbelsäule

Der erste Halswirbel trägt den Namen einer griechischen Sagengestalt: Atlas, der Titan, der die den Himmel stützende Säule auf seinen Schultern trägt. Der oberste Halswirbel trägt den Kopf und ist mit diesem direkt über ein Gelenk verbunden. Das erklärt, warum selbst geringste Fehlstellungen dieses Wirbels zu unerträglichen Kopfschmerzen führen können. Diese Fehlstellungen sind nicht selten. Der Atlas kann seitlich verrutschen und schmerzt dann bei Berührung.

Auch die Halswirbel werden durch sanften Druck mit dem Daumen auf die Querfortsätze wieder in die richtige Position gebracht. Die während der Behandlung notwendigen Bewegungen entstehen, indem der Patient den Kopf schüttelt, als wolle er etwas verneinen (Nein-Bewegungen).

Einrichten der Gelenke

Eines Abends erschien ein etwas mißtrauisch blickender Patient bei Dieter Dorn. Geduldig und schweigsam ließ er seine Beinlängen überprüfen und korrigieren und lernte die Übungen, die er zur Korrektur der Beinlängendifferenz in den nächsten Wochen machen mußte. Danach folgte das Einrichten einzelner Wirbel. Es war deutlich zu spüren, daß dieser Mann zunehmend beeindruckt war. Er hatte nicht mehr so recht an eine Linderung, schon gar nicht an die Heilung seiner Leiden geglaubt. Nach der Behandlung, die ihm sichtlich gut getan hatte, unterhielt er sich noch ein wenig mit Dieter Dorn. Dieser erklärte ihm anhand von Zeichnungen und einem Skelett, was er gesehen und gerichtet hatte. Fast schon im Hinausgehen streckte der Mann sein rechtes Handgelenk vor und erzählte, daß er durch Arthrose und Verschleiß große Schmerzen in diesem Gelenk habe. Die Ärzte hatten ihm eine Operation als letzten Ausweg vorgeschlagen.

Dieter Dorn sagte gar nichts, ging zum Küchenschrank, öffnete eine Schublade und entnahm ihr einen Kugelschreiber.

Er forderte den Patienten auf, den Daumen so nah wie möglich an den Zeigefinger zu schmiegen. Dann zog er einen Strich mit dem Kugelschreiber: „So lang ist der Daumen jetzt.“ Dann richtete er das Daumengrundgelenk (wie auf Seite 119 gezeigt) und ließ den Patienten selbst nachmessen: Der Daumen war nun anderthalb Zentimeter kürzer und schmerzte nicht mehr.

Grundsätzlich können alle Gelenke so eingerichtet werden wie im Kapitel „Selbsthilfe“ beschrieben: die Sprunggelenke, die Kniegelenke, die Hüftgelenke, sämtliche Finger- und Zehengelenke, die Handgelenke, die Ellbogengelenke, die Schultergelenke, der Unterkiefer. Wichtig ist jedoch, daß ein in der Methode Dorn ausgebildeter Therapeut dem Patienten zuvor gezeigt hat, wie er die Selbsthilfeübungen machen muß. Bei einem Finger- oder Zehengelenk kann zwar nicht viel falsch gemacht werden, schlimmstenfalls tut die Übung weh oder sie hilft nicht. Bei anderen Gelenken, zum Beispiel beim Knie- oder Hüftgelenk können sich Patienten jedoch unter Umständen selbst Schaden zufügen, besonders wenn sie die Schmerzgrenze nicht beachten. Während in der Krankengymnastik ja oft die Rede davon ist, daß die Patienten „ein wenig über die Schmerzgrenze hinaus“ üben sollen, ist die Schmerzgrenze in der Methode Dorn grundsätzlich das absolute Limit. Schmerz ist nicht der Preis, den man für Heilung zahlen muß. Die Methode heißt nicht nur „sanft“, sie ist sanft. Wenn vorauszusehen ist, daß ein bestimmter Druck schmerzen könnte, dann weiß der Therapeut das vorher und spricht mit dem Patienten darüber. Dieser kann dann selbst entscheiden, ob er aufhören oder weitermachen will.

SELBSTHILFE

Wenn Patienten das zuvor Gesagte beachten, können sie ihre Gelenke entweder allein oder mit Hilfe eines Partners selbst einrichten. Es ist allerdings wichtig zu wissen, daß die Übungen in diesem Kapitel, besonders die Übung für das Hüftgelenk, täglich so oft wie möglich gemacht werden müssen, um wirksam zu sein. Sehnen, Bänder, Muskeln und auch das umgebende Bindegewebe brauchen Zeit, um sich auf die neue Situation einzustellen. Glücklicherweise sind Sehnen und Bänder ja nicht aus Gummi, das, einmal ausgeleiert, für immer schlaff und zu lang bleibt. Der menschliche Organismus ist stets an Gesundheit interessiert. Das heißt, daß auch Sehnen und Bänder sich anpassen und ihre Aufgabe wieder erfüllen, wenn sie regelmäßig trainiert werden. Manchmal dauert es allerdings Wochen, bis sich ein deutlicher und vor allem dauerhafter Erfolg einstellt. Wenn Sie sich klar machen, daß Sie durch regelmäßiges Üben eine gute Chance haben, zum Beispiel eine Hüftgelenksoperation zu vermeiden, werden Sie bestimmt die nötige Zeit zum Üben finden. Bedenken sollten Sie allerdings auch, daß in einem vergrößerten Gelenkspalt, den Sie nun durch Üben verkleinern, kein Vakuum geherrscht hat. Hier haben sich Schlackenstoffe abgelagert, die das Gelenk auf Dauer geschädigt hätten. Diese müssen jetzt, nachdem sie gelöst sind, aus dem Körper geschwemmt werden, um zu verhindern, daß sie sich an anderen Stellen ablagern. Aus diesem Grund müssen alle Patienten in den Tagen nach einer Behandlung besonders *viel trinken.*

Das Sprunggelenk
Setzen Sie den Fuß so auf, daß die ganze Sohle den Boden berührt. Ziehen Sie nun das Bein nach vorn, indem Sie das Gewicht in Richtung Zehenspitzen verlagern, und ziehen Sie es anschließend wieder zurück, wobei Sie das Gewicht auf die Ferse verlagern. Achten Sie darauf, daß die Fußsohle während der ganzen Übungen in Kontakt mit dem Boden bleibt.

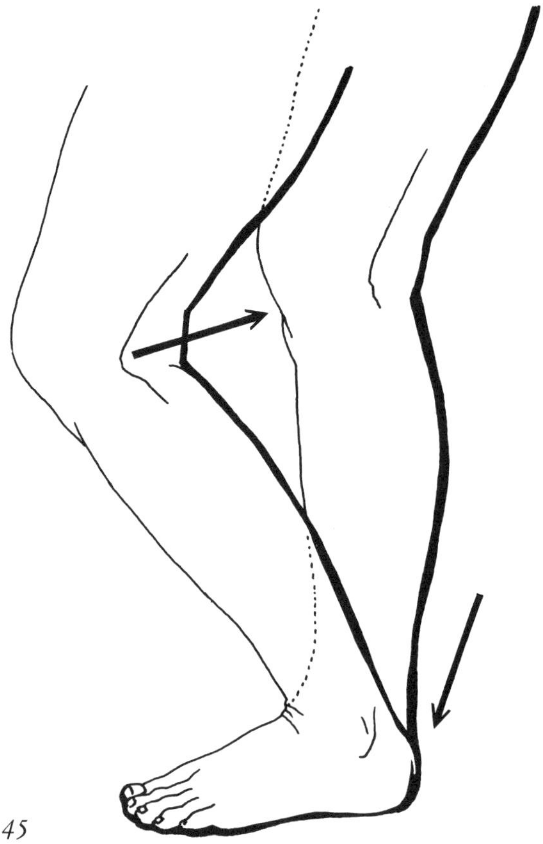

Abbildung 45

Das Kniegelenk

Winkeln Sie das Knie an, bis Unterschenkel und Oberschenkel einen Winkel von 90 Grad bilden. Drücken Sie dann mit der einen Hand auf die Kniescheibe und mit der anderen auf den oberen Teil der Wade (unmittelbar unter der Kniekehle), um das Bein wieder in die Gerade zu bringen. Wenn Ihnen das zu schwer fällt, können Sie auch mit beiden Händen Druck auf den oberen Teil der Wade geben, während Sie das Bein wieder in die Gerade bringen.

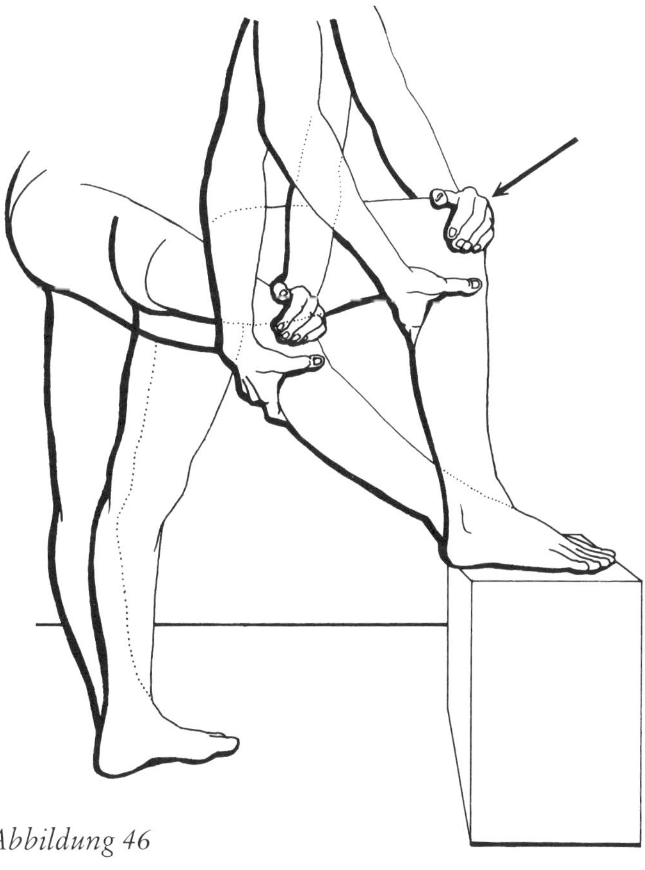

Abbildung 46

Das Hüftgelenk
Diese Übung wird am besten im Liegen durchgeführt, sie kann aber auch im Stehen gemacht werden. Winkeln Sie das Bein an, bis Oberschenkel und Rumpf einen Winkel von 90 Grad bilden. Anschließend strecken Sie das Bein wieder aus und legen es ab beziehungsweise stellen es auf, wenn Sie die Übung im Stehen machen. Wenn Sie die Bewegung mit dem rechten Bein machen, unterstützen Sie sie, indem Sie mit der rechten Hand Druck auf den obersten Bereich des Oberschenkels (am Übergang zum Gesäß) ausüben. Wenn Sie die Übung mit dem linken Bein machen, üben Sie den Druck mit der linken Hand aus. Diesen Handgriff sollten Sie jedesmal anwenden, wenn Sie gesessen oder gelegen haben und aufstehen, sei es aus dem Sessel, vom Stuhl oder aus dem Bett, besonders aber, wenn Sie aus dem Auto steigen. Je nachdem, wie lange der Schaden schon bestanden hat, rechnen Sie mit einer Übungszeit von einer bis drei Wochen.

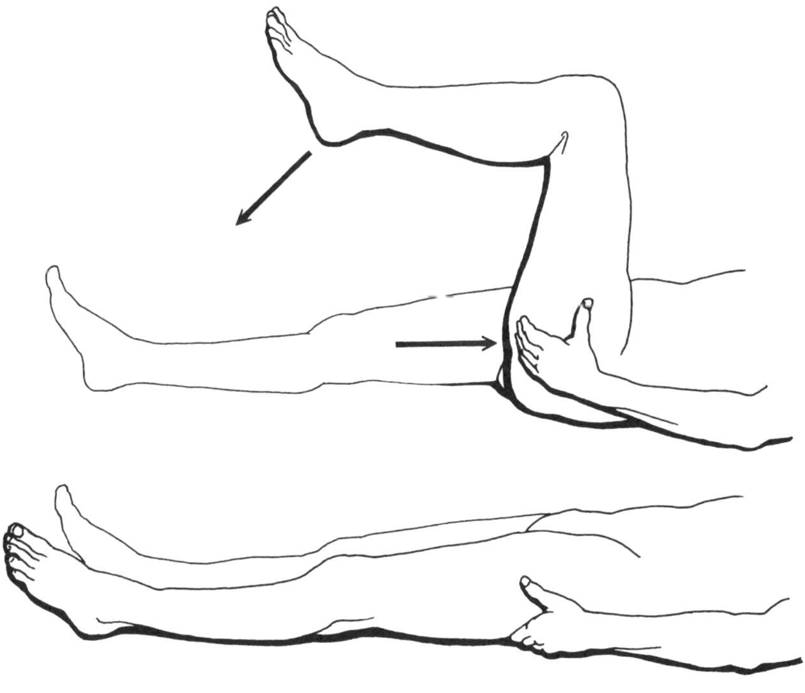

Abbildung 47

Das Schultergelenk

Strecken Sie den Arm nach vorn aus und winkeln Sie ihn dann im Ellbogengelenk an. Nun können Sie mit der anderen Hand Druck auf den Oberarm und damit auf das Schultergelenk ausüben, während Sie den Arm wieder nach unten bewegen. Wenn Sie diese Übung mit einem Partner machen, kann dieser vom Ellbogen und vom Schulterblatt her Druck auf das Gelenk ausüben. Wenn Sie keinen Partner haben, können Sie das Schulterblatt gegen eine Wand drücken.

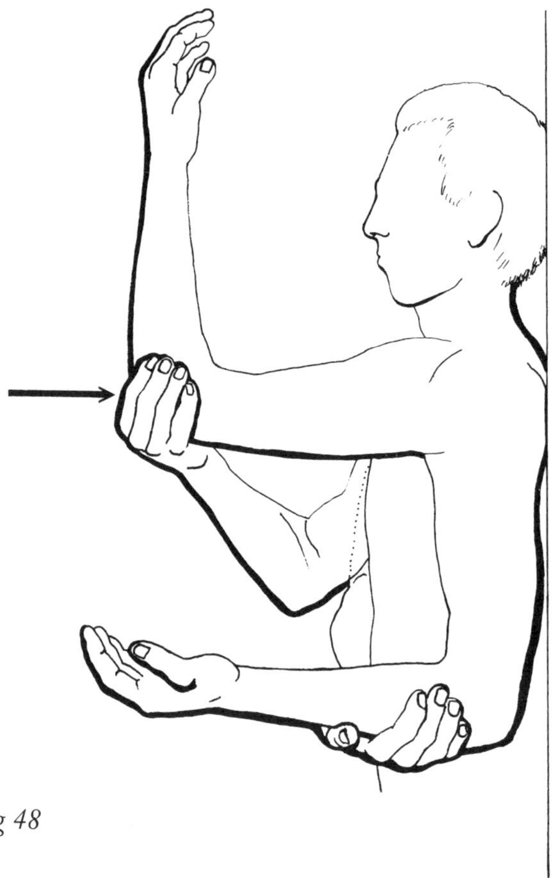

Abbildung 48

Das Ellbogengelenk
Winkeln Sie den Arm so an, daß Ober- und Unterarm einen Winkel von 90 Grad bilden, und stellen Sie ihn dann mit Druck auf das Gelenk von vorn und hinten gerade. Auch diese Übung wird am besten mit einem Partner gemacht.

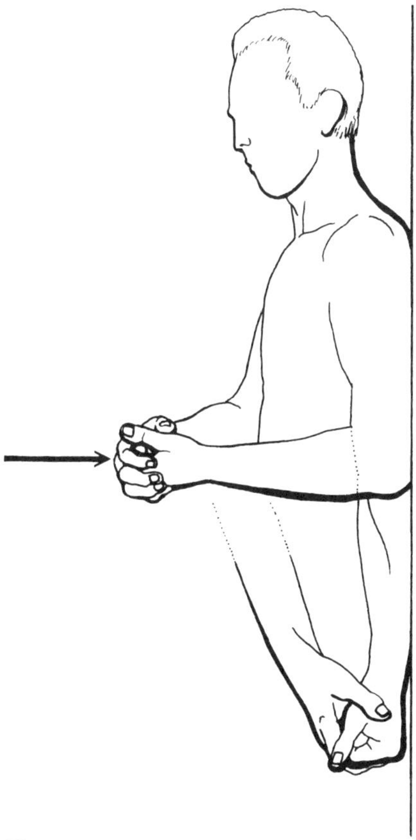

Abbildung 49

Das Handgelenk
Bewegen Sie die Handfläche auf den Unterarm zu, bis Hand und Unterarm einen Winkel von 90 Grad bilden, und bringen Sie die Hand anschließend wieder nach oben, bis sie zusammen mit dem Unterarm eine gerade Linie bildet. Üben Sie von den Fingern her Druck auf das Handgelenk aus, während Sie die Hand wieder in die Gerade bringen.

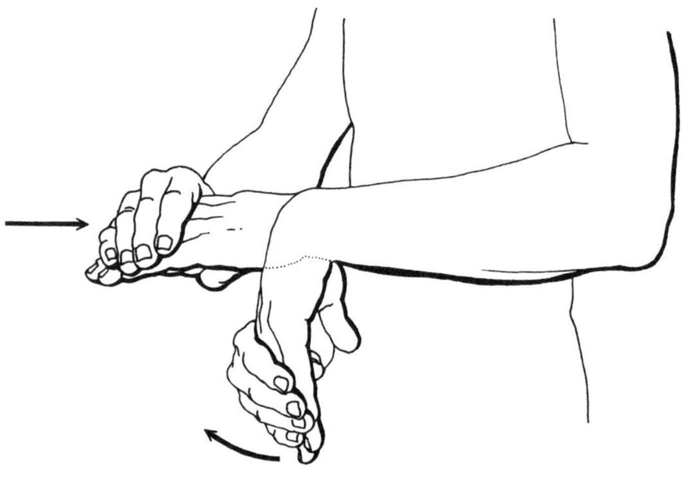

Abbildung 50

Finger- und Zehengelenke
Sämtliche Gelenke an Fingern (inklusive Daumen) und Zehen lassen sich einrichten, indem Sie den Finger oder Zeh im schmerzenden Gelenk abbiegen, so weit es möglich ist, und ihn dann mit Druck auf das Gelenk geradestellen.

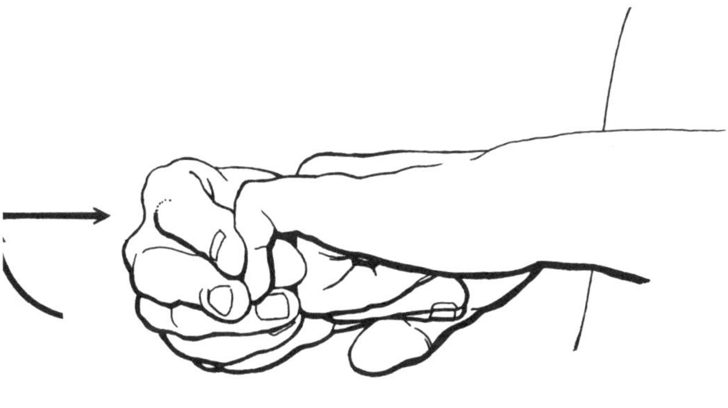

Abbildung 51

Der Unterkiefer

Öffnen Sie den Mund und schließen Sie ihn dann, indem Sie mit den Handballen Druck auf die Unterkante des Kiefers ausüben.

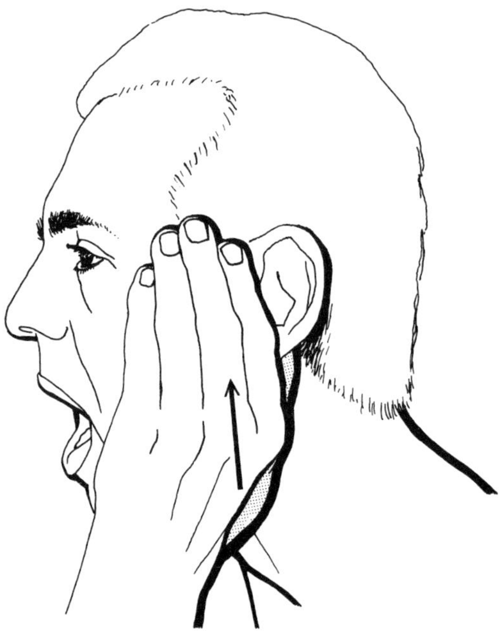

Abbildung 52

Halswirbelsäule

Tasten Sie die Halswirbelsäule mit den Fingern beider Hände gleichmäßig von unten nach oben ab, während Sie mit dem Kopf kleine „Nein-Bewegungen“ machen. Wenn Sie eine Unregelmäßigkeit erspüren, drücken Sie vorsichtig auf den seitlich vorstehenden Dornfortsatz des entsprechenden Wirbels, während Sie weiterhin „Nein-Bewegungen“ machen. Überprüfen Sie auch die Stellung der Querfortsätze.

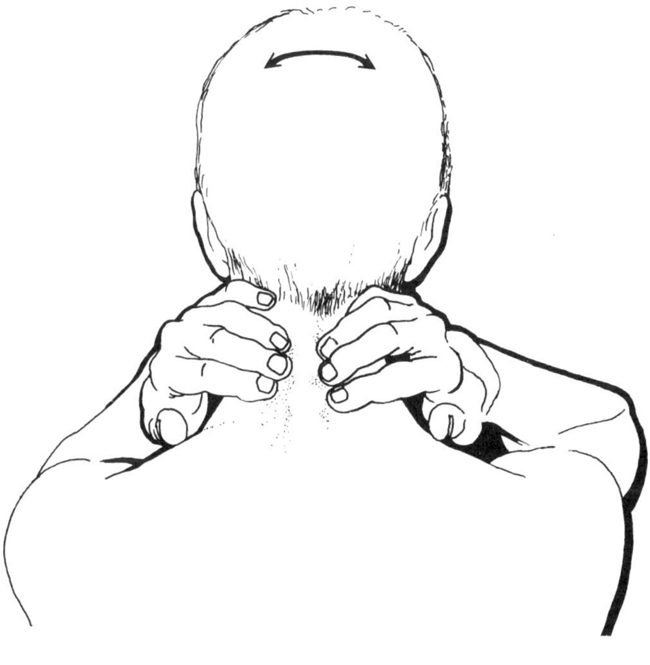

Abbildung 53

Becken

Mit dem nach hinten verschobenen Teil des Beckens drücken Sie gegen eine nach einer Seite offene Fläche (zum Beispiel einen Türrahmen), während Sie das gegenüberliegende Bein aus dem Hüftgelenk heraus nach vorn und hinten schwingen.

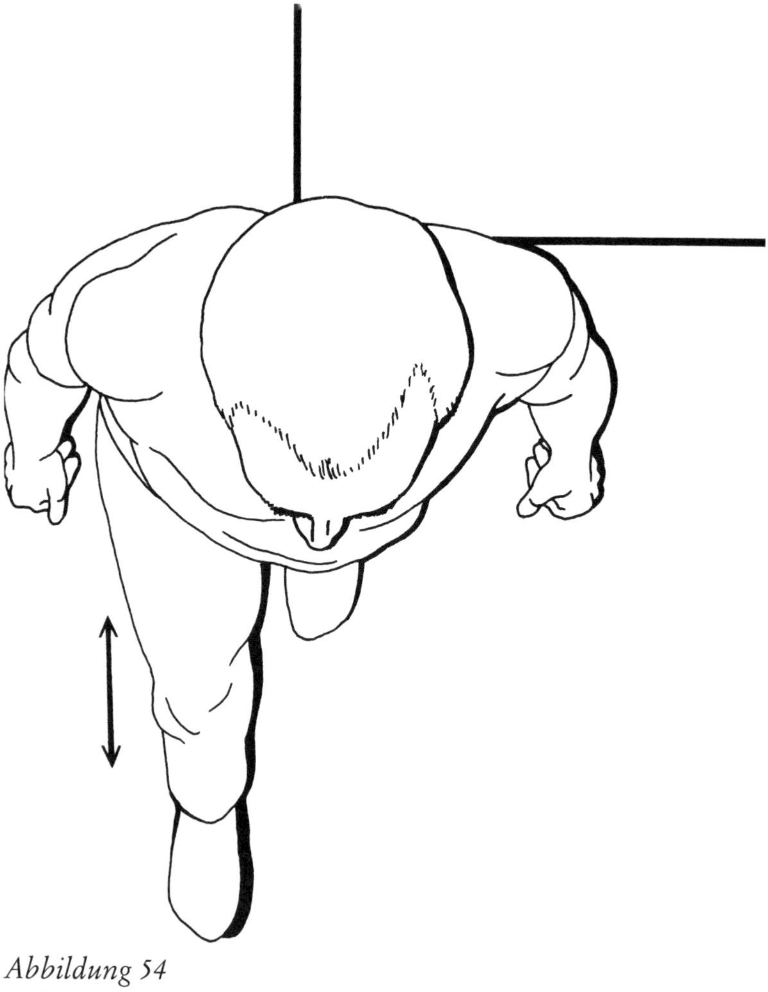

Abbildung 54

Brustkorb
Drücken Sie das nach hinten stehende Schulterblatt an einen Türrahmen, während Sie beide Arme gegenläufig aus dem Schultergelenk heraus nach vorn und hinten schwingen.

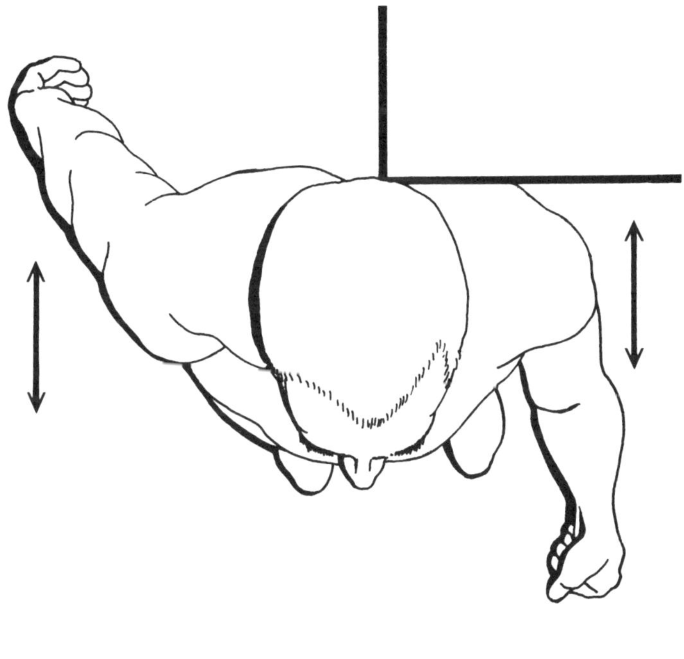

Abbildung 55

Brust- und Lendenwirbelsäule
Stellen Sie sich mit dem Rücken gegen eine abgerundete Kante (Schrank, Türrahmen etc.), und zwar so, daß Sie mit Hilfe der Kante die Wirbelsäule neben den Dornfortsätzen abfühlen können, erst auf der rechten und dann auf der linken Seite. Wenn Sie dabei auf empfindliche Stellen stoßen, können Sie versuchen, dagegen zu drücken. Achten Sie jedoch immer darauf, daß der Druck nicht schmerzt, sondern als wohltuend empfunden wird. Sonst müssen Sie aufhören. Während der ganzen Übung schwingen die Arme gegenläufig aus dem Schultergelenk heraus.

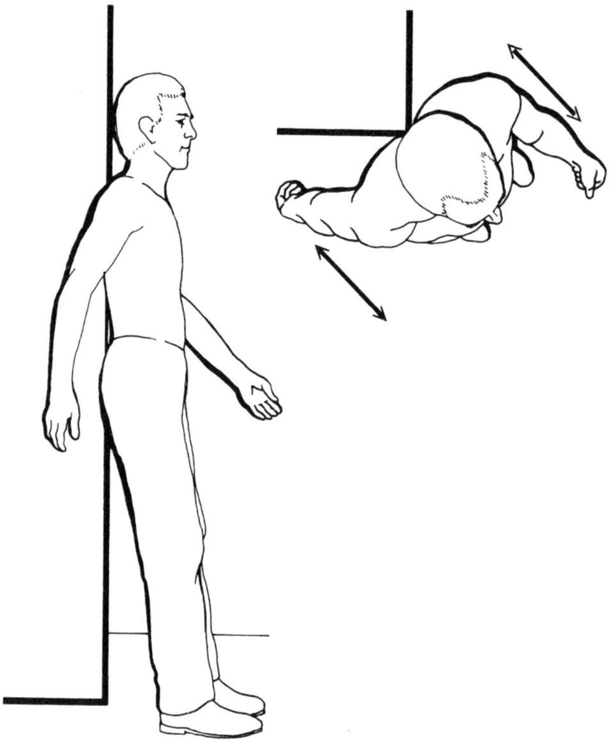

Abbildung 56

Nach vorn gekrümmte Wirbelsäule
Legen Sie sich flach auf einen Tisch oder auf eine Bank, und zwar so, daß der Kopf und der gesamte Rumpf bis zum Gesäß aufliegen, nicht jedoch die Beine, die gestreckt sind und gegenläufig auf und ab geschwungen werden. Durch diese Bewegung kommen Kreuzbein und Steißbein in Bewegung, und das Becken kann in seine ursprüngliche Position zurückkehren.

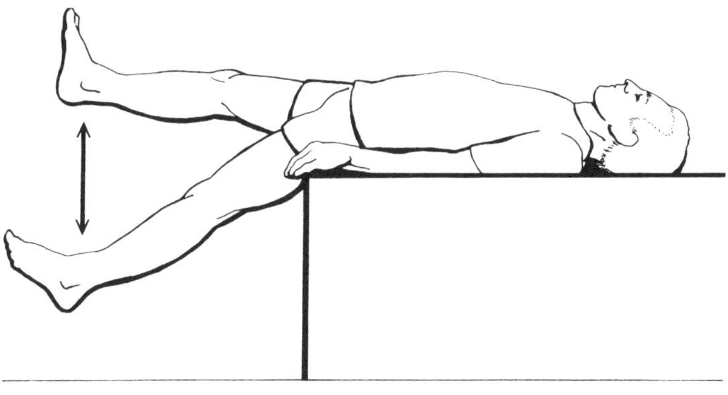

Abbildung 57

Seitlich verkrümmte Wirbelsäule
Für diese Übung brauchen Sie einen Barren oder zwei gleich hohe Tische, Balken o. ä., auf denen Sie sich mit gestreckten Armen so abstützen können, daß die Beine in der Luft hängen. Nun schwingen Sie die gestreckten Beine gegenläufig aus dem Hüftgelenk heraus nach vorn und hinten. Durch dieses Schwingen der Beine wird das gesamte Skelett mitbewegt, und jeder einzelne Wirbel kehrt an seinen Platz in der Wirbelsäule zurück. Diesen Effekt kann man zwar auch durch „Aufhängen" (zum Beispiel an einer Reckstange) erreichen, was bei schlaffer Muskulatur jedoch zur Folge haben kann, daß sich die Schultergelenke lösen.

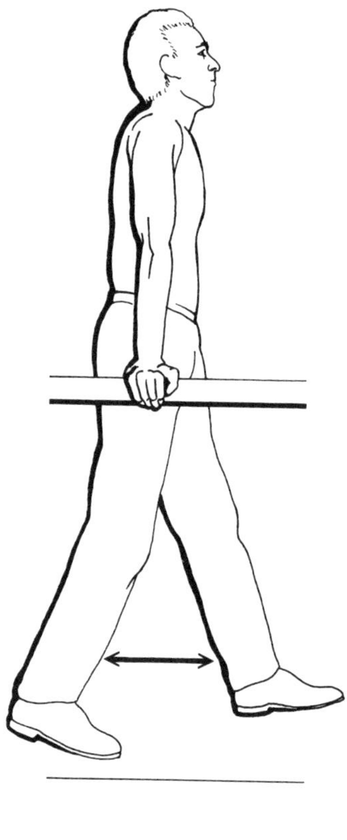

Abbildung 58

Vorbeugen ist besser als Heilen

Die beste, billigste und schmerzloseste Maßnahme gegen Rückenschmerzen ist immer noch die Vorbeugung. Natürlich wissen wir alle, daß unsere moderne Lebensweise unserem Rücken nicht unbedingt förderlich ist. Und dennoch gibt es ein paar einfache Regeln, deren Beachtung sich auf jeden Fall positiv auf die Gesundheit unseres Rückens auswirkt.

Stundenlanges Sitzen in bequemen Sesseln oder im Auto führt zu einer falschen Körperhaltung, weil es die Muskeln erschlaffen läßt. Achten Sie also darauf, daß Sie weder zu lange in Sesseln oder auf dem Sofa sitzen, noch zu lange am Stück im Auto fahren.

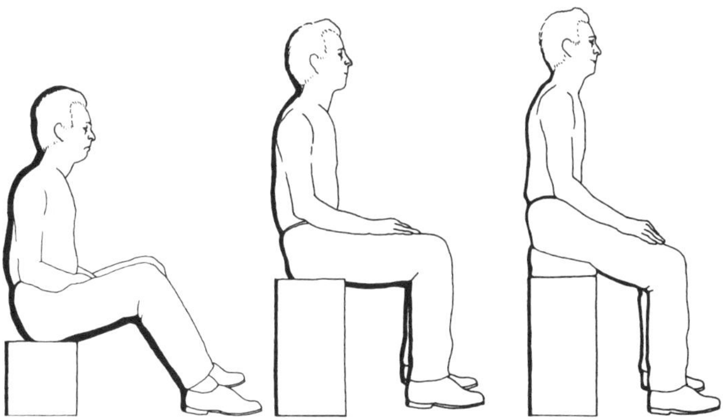

Abbildung 59

Wenn Sie viel am Schreibtisch sitzen müssen, sollten Sie unbedingt darauf achten, daß der Stuhl nicht zu niedrig eingestellt ist. Eine Sitzhaltung, bei der Unter- und Oberschenkel einen Winkel von weniger als 90 Grad bilden, ist ungesund und belastet das Hüftgelenk. Deshalb sollte man so oft wie möglich auf einem Keilkissen sitzen, das für den entsprechenden Sitzwinkel sorgt.

Die Rückenmuskulatur, die für die aufrechte Haltung des Menschen verantwortlich ist, nimmt insofern eine Sonderstellung ein, als sie zwar quergestreift ist (genau wie die für aktive Bewegungen zuständige Muskulatur der Extremitäten), aber dennoch fast ausschließlich unwillkürlich arbeitet, das heißt, sie wird unbewußt mitbewegt.

Die meisten Rückenprobleme entstehen dadurch, daß die Rückenmuskeln zu oft und zu stark unbewußt angespannt werden, was dazu führt, daß sehr viele Menschen eine völlig verspannte, harte Rückenmuskulatur haben. Dagegen nützen Kräftigungsübungen für die Rückenmuskeln überhaupt nichts. Im Gegenteil: Hier sind Entspannungsübungen angesagt und eher sanfte Körperübungen aus dem Hatha Yoga oder fernöstliche Bewegungstechniken wie Tai Chi oder Qi Gong.

Yoga ist im Westen inzwischen so populär geworden, daß es nicht schwerfallen dürfte, eine Yogagruppe am eigenen Wohnort oder in unmittelbarer Nähe davon zu finden. Wenn man sich einer Yogagruppe anschließt, sollte man auf jeden Fall im Auge behalten, daß nur der ganz persönliche Fortschritt zählt, und die eigenen „Leistungen" nicht ständig an den Leistungen der anderen messen.

Auch gilt es, die eigene Schmerzgrenze unbedingt zu respektieren. Jeder Teilnehmer an einer Gruppe geht nur so weit, wie es ihm selbst angenehm ist, und verharrt in einer bestimmten Stellung nur so lange, wie es bequem ist. Das Verharren in einer bestimmten Yogahaltung ist übrigens wichtiger als das häufige schnelle Durchführen einer Übung, denn es intensiviert die Übung und veranlaßt die Muskeln, sich zu lockern.

Yogaübungen, die langsam und im eigenen Atemrhythmus durchgeführt werden, sind ideal, um Verspannungen zu lösen und zur Gesunderhaltung des ganzen Körpers beizutragen.

Auch die fernöstlichen Techniken der „Meditation in Bewegung“, ganz besonders Tai Chi und Qi Gong, erfreuen sich im Westen zunehmender Beliebtheit und können in Kursen erlernt werden. Diesen Techniken sind drei Komponenten gemeinsam: die meditative, die rhythmische und die gymnastische Bewegung. Ziel dieser Bewegungsübungen ist es, die Chi-Kraft über die Meridiane im ganzen Körper zu verteilen. Auch diejenigen, denen das zunächst nicht viel sagt, wird sicherlich überzeugen, daß Verletzungen oder Zerrungen bei dieser Art der Körperübung nicht vorkommen, denn auch hier geht es nicht darum, Höchstleistungen zu vollbringen, sondern sich vielmehr ganz der Harmonie der Bewegungen im eigenen Atemrhythmus hinzugeben.

Menschen, die häufig von Hexenschuß und Ischias geplagt werden, sollten sich ganz besonders um einen entsprechenden Ausgleich bemühen, und zwar nicht nur im körperlichen Bereich. Diese Erkrankungen treffen fast immer Menschen, die das erforderliche Gleichgewicht zwischen Anspannung und Entspannung nicht herzustellen vermögen, weil sie meinen, sich Mußestunden nicht leisten zu können. Ischias und Hexenschuß sind Alarmsignale des Körpers, die man unbedingt ernst nehmen muß, weil sonst die Bandscheiben gefährdet sind.

Zur Vorbeugung sollte man es sich auch angewöhnen, sämtliche Beingelenke sowie die Halswirbelsäule einmal täglich zu richten. Anleitungen dafür finden Sie im Kapitel „Selbsthilfe“.

Leider werden wir uns unserer Wirbelsäule oft erst dann bewußt, wenn sie nicht mehr richtig funktioniert und Schmerzen verursacht.

All den Menschen, die es inzwischen ablehnen, sich nur mit Pillen oder Spritzen behandeln zu lassen, möchte ich Mut machen, sich ihrer Wirbelsäule als eines Teils ihrer selbst bewußt zu werden und nicht als eines vom Rest des Körpers isolierten Organs, das zudem auch noch Schmerzen bereitet. „Würden wir also bei reinen guten und korrigierenden Übungen für die Wirbelsäule stehenbleiben, so käme dies der Reduzierung des Menschen zu einer nicht besonders gut funktionierenden Maschine gleich. Wirbelsäulenarbeit braucht Kreativität und Lebendigkeit, die aus der unmittelbaren Situation entsteht."[21]

Nutzen Sie die nächste Tennisübertragung im Fernsehen doch einmal, um zu beobachten, was Spieler bei einem Seitenwechsel tun: Sie nehmen den Schläger für den kurzen Weg zur anderen Aufschlagseite in die andere Hand. Das geringe Gewicht des an sich schon leichten Schlägers wird für die wenigen Schritte in die andere Hand und damit auf die gegenüberliegende Körperseite verlagert. Dabei wird gleichzeitig die andere Gehirnhälfte aktiviert. Aus dieser Beobachtung sollten wir etwas lernen: Auch wenn unsere Arbeit uns zu einseitigen Bewegungen zu zwingen scheint, am Fließband, an der Schreibmaschine, vor dem Computer, sollten wir uns angewöhnen, auch am Arbeitsplatz eine Art Ausgleichssport zu betreiben, indem wir immer wieder gegenläufige Bewegungen machen. Wer also gezwungen ist, stets nur eine bestimmte Bewegung mit dem rechten Arm zu machen, sollte darauf achten, daß er in den Pausen oder nach Feierabend ganz bewußt häufiger die linke Hand einsetzt, um einen Ausgleich zu schaffen.

INDIKATIONEN/KONTRAINDIKATIONEN

Absolut verboten ist die Behandlung nach der Methode Dorn und auch die Massage nach Breuß bei einer frischen Verletzung, etwa durch einen Unfall. Hier muß selbstverständlich eine Röntgenaufnahme gemacht werden, um festzustellen, ob eine Wirbelverletzung vorliegt. Auch versteht es sich von selbst, daß bei einer Wirbelentzündung nicht behandelt werden darf, weil die Behandlung weitere Entzündungsreize setzen könnte. Selbst wenn nicht bekannt ist, daß eine Entzündung vorliegt, würde man die Behandlung in diesem Fall abbrechen, einfach weil die Schmerzen, die der Patient bei der Berührung empfindet, zu groß sind. Darüber, ob man bei Osteoporose behandeln soll oder nicht, gibt es unterschiedliche Meinungen. Ich könnte mir vorstellen, daß eine vorsichtige Behandlung nach der Methode Dorn je nach Grad der Erkrankung möglich ist. Selbstverständlich ist, daß dabei immer das Wohlbefinden und die Schmerzempfindlichkeit des Patienten die Grenzen der Behandlung bestimmen. Sie sollte sofort abgebrochen werden, wenn der Patient auch nur den geringsten Schmerz spürt. Wenn sogar Breuß selbst vor der Durchführung seiner Massage bei Osteoporose-Patienten warnte, so geschah das meines Erachtens vor allem, um unsensible „Kneter", die auch bei „normalen" Massagen blaue Flecken als Erfolge verbuchen, davon abzuhalten, größeren Schaden anzurichten. Eine vorsichtig durchgeführte Massage nach Breuß trägt meiner Erfahrung nach zur Linderung der Beschwerden bei.

Skoliose

Der *Pschyrembel* definiert eine Skoliose (griech. *skolios* = krumm, gebogen) als „seitliche Verbiegung der Wirbelsäule mit Drehung der einzelnen Wirbelkörper (Torsion) und Versteifung in diesem Abschnitt“[22]. Darauf folgt eine Einteilung in verschiedene Formen und drei Schweregrade.
In schweren Fällen von Skoliose kann es sein, daß eine Hüfte hervorsteht, eine Schulter höher ist als die andere und das Schulterblatt absteht, so daß sich ein einseitiger Buckel ausbildet. Zu dieser äußerlich sichtbaren Verunstaltung kommt, daß die Patienten große Schmerzen haben. Außerdem kann die Funktion von Herz und Lunge erheblich beeinträchtigt sein. Bei einer Skoliose, die ich bei einem achtjährigen Jungen gesehen habe, entsprach die Wirbelsäule einem „S“, jedoch wesentlich ausgeprägter als die physiologische Doppel-S-Form der Wirbelsäule.
Natürlich möchten die Betroffenen immer wissen, woher ihre Erkrankung kommt. Der *Pschyrembel* sagt zu den Ursachen:

„Angeborene S.: durch Fehlbildung der Wirbelkörperanlagen, Rippen od. anderer statischer Elemente bedingte Fehlform der Wirbelsäule. Rachitische S.: auf der Grundlage eines rachitischen Erweichungsherdes (sog. Skoliosekeim). Statische S.: bedingt durch Längendifferenz der unteren Extremitäten oder Veränderungen im Bereich des Beckens (Hüftluxation u. a.). Als weitere Ursachen für die Entstehung einer S. kommen in Frage: Narbenzüge, Entzündungen, neuropath. Erkrankungen u. a.“[23]

In den meisten Fällen jedoch bleibt die Ursache der Skoliose unbekannt, wie im *Kursbuch Gesundheit* dargelegt.[24]

Dieter Dorns Erfahrungen mit Skoliose-Patienten weisen in eine ganz bestimmte Richtung. Zumindest in den Fällen, in denen die Ursache als unbekannt angesehen wird, ist eine entsprechende psychische Disposition des Patienten anzunehmen. Es handelt sich bei Skoliose-Patienten (oder sollte man am besten gleich nur von Skoliose-Patientinnen sprechen?) durchweg um ganz liebe, angepaßte Menschen, die es jedem recht machen möchten. Wen wundert es, daß Mädchen etwa viermal häufiger betroffen sind als Jungen?[25]

Etwa zwei bis vier Prozent aller Menschen haben eine Skoliose in unterschiedlicher Ausprägung. Davon sind wiederum zwei bis vier Prozent behandlungsbedürftig. Es wird immer wieder gesagt, daß eine Behandlung dieser Erkrankung nicht möglich sei. Und das ist falsch!

Seit vielen Jahren beweist Dieter Dorn, daß mit seiner Methode auch Skoliosen gerichtet werden können, wenn ganz gezielte Behandlungsschritte durchgeführt werden. Dorn kontrolliert auch hier zunächst die Beinlängen, um die eventuelle statische Ursache der Skoliose zu beseitigen. Danach legt er die einzelnen Behandlungsschritte für die nächsten Wochen fest: beginnend beim meist schiefstehenden Becken und dem Kreuzbein-Darmbeingelenk, über die Lendenwirbelsäule, die untere, mittlere und obere Brustwirbelsäule bis hin zur Halswirbelsäule. Die Behandlung besteht neben dem, was er tut, in Übungen, die zur Nachbehandlung und Stabilisierung vom Patienten selbst durchgeführt werden müssen.

Die Patienten sind aufgefordert, diese Übungen mindestens dreimal täglich durchzuführen, das heißt, sie müssen den festgelegten Abschnitt ihrer Wirbelsäule in die gewünschte Richtung drücken, und zwar, ohne daß es schmerzt. Wenn der Druck schmerzt, wissen die Patienten, daß es keinen Zweck hat weiterzumachen. Im Schmerz schreit die Seele um Hilfe und darf auf keinen Fall überhört werden.

Spätestens in der Pubertät, in einem Alter also, in dem das andere Geschlecht zunehmend wichtiger wird, leiden Skoliose-Kranke ungeheuer unter ihrem verunstalteten Körper. Daher ist eine Skoliose-Behandlung nach der Methode Dorn bei Jugendlichen besonders erfolgversprechend. Die jungen Patienten bringen meist genug an eisernem Willen mit, um die Behandlung bis zum Ende durchhalten zu können. Und das ist unbedingt nötig, denn immerhin kann es in schwierigen Fällen bis zu zwei Jahren dauern, bis ein Erfolg sichtbar ist.

Jugendliche haben einen starken Anreiz, die mehrfach täglich durchzuführenden Übungen nicht zu vergessen. Sie vergleichen sich mehr als Angehörige anderer Altersgruppen mit anderen und möchten unbedingt dazugehören. Außerdem stehen sie vor der Aufgabe, ihre eigene Identität zu finden. Das ist eine ausreichende Motivation, um sich mit sich selbst, mit dem Woher, Wozu und Wohin zu beschäftigen. Viele junge Menschen kommen zu dem Ergebnis, daß es auf das eigene Auftreten, das eigene Erscheinungsbild ankommt und daß sie es selbst in der Hand haben, dies zu beeinflussen.

Allein diese Erkenntnis kann zur Heilung führen. Der junge Mensch spürt, daß er „erwachsen“ werden muß, daß er dem Leben „aufrecht“ gegenübertreten muß, daß seine „aufrechte“ Haltung erforderlich ist.

Der Fall einer einundzwanzigjährigen Patientin ist sicherlich ungewöhnlich, aber er zeigt, was möglich ist, wenn auch nicht die Regel. Diese Patientin wurde nach der Methode Dorn behandelt und hat innerhalb von nur sechs Wochen einen völlig geraden Rücken bekommen. Sie führte ihre Übungen so gewissenhaft durch, daß sie nach jeweils ein bis zwei Wochen am nächsten Abschnitt der Wirbelsäule behandelt werden konnte.

Diese Patientin wollte gleichzeitig mit ihrer Skoliose auch ihr Übergewicht durch Hypnose loswerden. Bereits in der zweiten Hypnose-Sitzung äußerte sie den Wunsch: „Ich will erwachsen werden!" Daraufhin konnte ihr in psychotherapeutischen Gesprächen der Zusammenhang zwischen ihrer Skoliose und, um es ganz vereinfacht zu sagen, ihrem Wunsch, klein zu bleiben, deutlich gemacht werden. In kürzester Zeit legte sie ihre manchmal noch recht kindliche Art zu sprechen ab, streckte sich, blickte gerade nach vorn und übte den aufrechten Gang, den sie inzwischen perfekt beherrscht. Auch sonst ist sie völlig beschwerdefrei. Und was das Übergewicht betrifft: Die Ursache dafür konnte durch eine Rückführung in Hypnose geklärt und beseitigt werden. Die Patientin hat ihr Wunschgewicht erreicht und wird es auch halten können.

Auch wenn eine Skoliose-Behandlung bei Jugendlichen in der Regel sehr viel schneller zum Erfolg führt, ist sie bei Erwachsenen keineswegs aussichtslos. Allerdings ist die Muskulatur um so stärker verhärtet, je länger die Erkrankung bestanden hat. Daher müssen ältere Patienten entsprechend mehr Geduld und Ausdauer mitbringen. Die Tatsache, daß Dieter Dorn bereits in zahlreichen Fällen bewiesen hat, daß mit seiner Methode eine Heilung der Skoliose möglich ist, macht jedenfalls Mut, eine Behandlung anzufangen.

Morbus Scheuermann

Die Scheuermann-Krankheit ist die häufigste Wirbelsäulenerkrankung bei Jugendlichen. Meist tritt sie im Alter von 14 Jahren auf und dauert ungefähr zwei Jahre lang an.

Als Ursache nennt der *Pschyrembel* „Wachstumsstörungen an der Wirbelkörper-Bandscheibengrenze“[26], die zu einem keilförmigen Einbrechen der Grund- und Deckplatten der Wirbel im Brustwirbelbereich, besonders an der unteren und mittleren Brustwirbelsäule führen. Dadurch bildet sich ein deutlicher Rundrücken aus. Diese Wirbelveränderung und die damit verbundene verspannte Rückenmuskulatur ist oft sehr schmerzhaft.

Auch eine Überlastung der Wirbelsäule beziehungsweise ein Mißverhältnis zwischen Belastung und Tragfähigkeit kann der Auslöser für diese Erkrankung sein, die daher oft auch als Lehrlings-, Bauern- oder Turnerbuckel bezeichnet wird. Daraus ergibt sich die Therapie: Vermeiden jeglicher Belastung wie langes Sitzen, Tragen schwerer Lasten und so weiter, vorsichtige Krankengymnastik, viel Wärme und Rückenschwimmen.

Ob eine Behandlung nach der Methode Dorn erfolgreich ist, hängt von der Bereitschaft des Patienten zur Mitarbeit ab. Hat der Jugendliche den Willen mitzuarbeiten, sollte er versuchen, seine Wirbelsäule mit Hilfe der Übungen, die sein Therapeut ihm gezeigt hat, gerade zu drücken. Wichtig ist dabei, daß er die Übungen selbst durchführt und niemals über seine Schmerzgrenze hinausgeht. Auch Massagen nach Breuß sind hier zu empfehlen. Ein chiropraktischer Eingriff hingegen ist nicht angebracht.

Ein wichtiger Aspekt sollte auf keinen Fall unberücksichtigt bleiben:

„Oft ist ein gebeugter Rücken der Ausdruck einer gedrückten Seele. Wird die Psyche aufgerichtet, kann sich auch eine gekrümmte Wirbelsäule wieder aufrichten.“[27]

Morbus Bechterew

Von Morbus Bechterew sind etwa neunmal mehr Männer als Frauen betroffen. Diese Krankheit, die meist zwischen dem fünfzehnten und dem dreißigsten Lebensjahr beginnt, verläuft schleichend, wobei es während akuter, äußerst schmerzhafter Schübe zur Verschlechterung kommt. Im Laufe der Zeit versteift der Rücken immer mehr, meist in Form einer ausgeprägten Kyphose (Vorwärtsbeugung). Die Beweglichkeit wird mehr und mehr eingeschränkt.

„Die Wirbelsäule verkalkt mit der Zeit als Ganzes … der Kopf wird nach vorn geschoben … Der Patient wird ganz konkret mit der Nase darauf gestoßen, wie steif, unnachgiebig und unbeugsam er in Wirklichkeit ist."[28]

Schmerzlindernd wirken eine spezielle Gymnastik, Schwimmen im warmen Wasser, Liegen im heißen Sand und generelles In-Bewegung-Bleiben. Die Krankheit kann in jedem Stadium zum Stillstand kommen.

Kontraindiziert sind hier chiropraktische Behandlungen und Massagen allgemein, wohingegen die Massage nach Breuß lindernd und entspannend wirkt und deshalb empfohlen werden kann.

Die Starre der Wirbelsäule bei Morbus Bechterew ist äußerer Ausdruck eines inneren Erstarrtseins. In der Wirbelsäule „somatisiert sich ein nicht bewußt gelebter Egoanspruch und eine vom Patienten nicht gesehene Unbeugsamkeit."[29]

Patienten, die bereit sind, diese Zusammenhänge zu sehen und dann anzunehmen, haben große Chancen, einen Stillstand ihrer Erkrankung zu erreichen. Intensive psychologische Betreuung (besonders gut eignet sich hier die Hypnosetherapie) mit dem Ziel, den Patienten zur aktiven Lösung seiner Probleme zu bewegen, kann hier sehr hilfreich sein. Erst nach Auflösung der entsprechenden psychischen Blockaden oder parallel dazu kann man Übungen nach der Methode Dorn einsetzen, wie sie im Kapitel „Selbsthilfe“ beschrieben sind.

Mit dem Urteil „unheilbar“ würde ich mich grundsätzlich nicht so schnell abfinden. Auch die Skoliose wird ja bisher noch als unheilbar angesehen.

AUSBLICK

Grundsätzlich gilt für die Methode Dorn, was für sämtliche anderen Heilverfahren auch gilt: Die Methode ist immer nur so gut wie der Therapeut, der sie anwendet. Oder anders ausgedrückt: Der Therapeut muß die Methode wirklich beherrschen, um helfen zu können. Eine Behandlung nach der Methode Dorn sieht sehr einfach aus, und jeder ist in der Lage, das ihr zugrundeliegende Prinzip zu begreifen, aber die Behandlungspraxis setzt nicht nur sensible Hände, sondern auch ein großes Einfühlungsvermögen voraus. Unter den richtigen Voraussetzungen sind die Vorzüge der Methode Dorn jedoch offenkundig:

- Der Zeitaufwand ist gering; manchmal führt schon eine einzige Behandlung zur Heilung.
- Die Kosten sind minimal, weil keine Apparate erforderlich sind, die sich amortisieren müssen.
- Die Behandlung schmerzt, wenn überhaupt, nur ganz wenig; auch Kinder kommen freiwillig und gern.
- Es handelt sich um ein wirkliches Naturheilverfahren, ohne Chemie und ohne Nebenwirkungen.
- Durch das Einrichten eines Wirbels oder eines Gelenkes werden nicht nur Beschwerden behandelt, die an dieser Stelle aufgetreten sind, sondern auch mögliche Beschwerden an dem Organ, dessen Spinalnerv irritiert oder eingeklemmt war.
- Auch Krankheiten, die bisher als unheilbar galten, wie beispielsweise Skoliose, können mit der Methode Dorn erfolgreich behandelt werden.

Wie bereits erwähnt wurde, entdeckte Dieter Dorn mehr oder weniger zufällig, daß er mit seiner Methode Punkte auf bestimmten Akupunkturmeridianen mitbehandelte, woraufhin er sich mit chinesischer Medizin zu beschäftigen begann. In ähnlicher Weise könnten Therapeuten, die sich mit chinesischer Medizin, speziell mit Akupunktur und Akupressur, beschäftigen, angeregt werden, sich auch für die Methode Dorn zu interessieren. Ein Austausch von Ergebnissen wäre wünschenswert.

Dorn hat auch noch andere Beobachtungen gemacht, die es verdienen, aufmerksam betrachtet und weiterverfolgt zu werden.

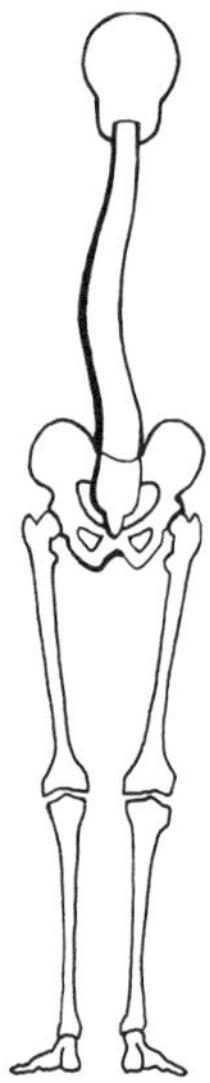

Menschen, deren Wirbelsäule im Ganzen nach links verschoben ist, neigen eher zu Übergewicht.

Abbildung 60

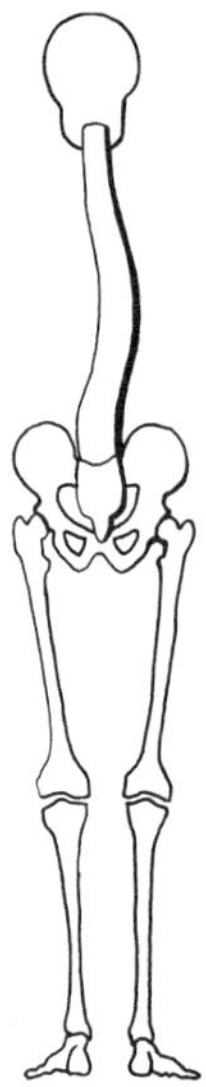

Menschen, deren Wirbelsäule im Ganzen nach rechts verschoben ist, sind schlank bis mager.

Abbildung 61

Auch hat Dorn im Laufe von achtzehn Jahren festgestellt, daß bei Patienten mit Multipler Sklerose die Wirbelsäule immer nach rechts verschoben war.

Die seit 1995 von Dieter Dorn erarbeitete Statistik an ca. 200 Patienten ergab: Von den Patienten, deren Wirbelsäule im Ganzen nach links verschoben war (Abb. 60), waren 88 Prozent übergewichtig, 12 Prozent normalgewichtig und keiner schlank oder mager. Von den Patienten, deren Wirbelsäule im Ganzen nach rechts verschoben war (Abb. 61), waren 9 Prozent übergewichtig, 35 Prozent normalgewichtig und 57 Prozent schlank oder mager.

Eine gerade Körperhaltung bringt innere Harmonie, Ausgeglichenheit und vor allem Lebensfreude zum Ausdruck. Einseitig wird die Haltung, wenn die alltäglichen Aufgaben – das Streben und das Dienen – nicht mehr freudvoll bewältigt werden können. Da wir überwiegend rechtshändig agieren und durch Strecken des rechten Armes eine Rechtsdehnung und durch Bücken nach rechts eine Linkskrümmung der Wirbelsäule entstehen, läßt sich folgendes ableiten:

Streben ist mit Strecken identisch, und wenn wir dies nicht mehr mit Freude sondern einseitig tun, entwickelt sich die Neigung, sich zurückzuziehen, um weniger gesehen zu werden, was bis zur Magersucht gehen kann.

Dienen steht vor allem mit Bücken in Verbindung, und wenn dies nicht mehr mit dem Herzen geschieht, also einseitig, hat das seine Gründe. Der Diener möchte mehr Lob, mehr Anerkennung und Dank für seine Dienste; er möchte mehr sein, gewichtiger – sprich dicker.

Technische Hilfsmittel

Seit einiger Zeit werden den Dorn-Therapeuten zur Arbeitserleichterung verschiedene technische Hilfsmittel angeboten, welche von den Patienten als angenehm empfunden werden. Eine ausführliche Broschüre über alle verfügbaren Hilfsmittel erhalten Sie von der Firma Bernhard Mattlener, Hauptstraße 38, 65558 Hirschberg (Tel. 06439-1859/Fax 06439-900472).
An dieser Stelle möchte ich nur kurz auf den neu entwickelten Rückenmobilisator eingehen, der eine wertvolle Alternative zu dem bei körperlich robusten Menschen manchmal angewendeten „Drücker" (Therapieholz) darstellt. Durch die besondere Formgebung des Massagebackens ist es möglich, sowohl die Muskulatur als auch die Wirbelkörper gezielt und schonend zu behandeln. Die Schwingungsfrequenz des Gerätes ist stufenlos regulierbar und kann den individuellen Bedürfnissen des Patienten optimal angepaßt werden.
In diesem Zusammenhang ist erwähnenswert, daß bereits der 1945 verstorbene medial veranlagte Amerikaner Edgar Cayce bei Subluxationen der Wirbelsäule einen elektrischen Vibrator empfiehlt: „Um Unregelmäßigkeiten im Organismus zu korrigieren, müssen wir nur die Schwingungen erzeugen, die notwendig sind, um den Druck von den Nerven zu nehmen, der durch die Muskelkräfte ausgeübt wird; dann werden wir diesen Organismus korrigieren und mit den normalen Kräften versorgen." *(Die Geheimnisse des schlafenden Propheten,* Seite 319)

ANHANG

Die Massage nach Rudolf Breuß

Die Massage nach Breuß ist eine ganz sanfte Behandlung, die seelische und körperliche Verspannungen löst. Durch vorsichtiges Dehnen der Wirbelsäule werden die Zwischenwirbelscheiben „belüftet" und das Johanniskrautöl, mit dem der Patient eingerieben wurde, kann hineinziehen. Damit wird die Regeneration der unterversorgten Bandscheiben eingeleitet. Breuß benutzte das Bild eines Schwammes, um diesen Vorgang zu verdeutlichen. Ein Schwamm, auf den man ein 50-Kilo-Gewicht legt, ist nach sechs Wochen nur noch eine dünne Platte, selbst wenn man das Gewicht wieder entfernt. Gießt man jedoch Wasser darauf, dann kann der Schwamm wieder bis zu seiner ursprünglichen Größe aufquellen. Genauso erholen sich die Bandscheiben durch das vorsichtige „Belüften" und durch das Eindringen des Johanniskrautöls (Rezept siehe Seite 149).

Bei der *Durchführung* der Behandlung ist zu beachten:

1. Die Patienten müssen unbedingt ganz locker und krampffrei liegen.

   Die Liege sollte in der Höhe der Körpergröße des Therapeuten entsprechen. Meine Liege ist mit 80 Zentimeter Höhe meiner Größe von 1,74 Meter optimal angepaßt. Sie sollte etwa 75 Zentimeter breit sein, keinesfalls schmaler, da die Patienten in der Bauchlage die

Arme *neben* dem Körper ablegen. Sie muß unbedingt ein Kopfteil mit einem „Nasenschlitz" haben. Wenn diese Öffnung nicht vorhanden ist, wird der Kopf entweder seitlich (und damit immer verkrampft) abgelegt oder (mit Unterstützung eines Kissens) gerade, wobei aber viele Patienten das Gefühl haben, nicht genug Luft zu bekommen. Mit einer falschen Kopflagerung wird die erwünschte Entspannung jedenfalls verhindert.

Die Füße werden locker, ganz bequem und etwas erhöht abgelegt.

2. Leise Meditationsmusik trägt ebenfalls zur Entspannung bei. Auch sorge ich dafür, daß es im Behandlungsraum nicht allzu hell ist. Es versteht sich eigentlich von selbst, daß die gesamte Atmosphäre ruhig und störungsfrei ist. (Telefon, Türglocke und so weiter sind ausgeschaltet.)
3. Der Therapeut steht als Rechtshänder rechts neben dem Patienten, als Linkshänder links. Breuß schlägt diese Anordnung wegen der Magnetisierung vor.

Die *einzelnen Schritte der Behandlung*, die etwa 25 bis 30 Minuten dauert, bauen aufeinander auf. Deshalb ist es wichtig, die Reihenfolge einzuhalten.

1. Die Schmerzprobe

Zunächst werden die Wirbel vorsichtig abgetastet. Wenn diese Berührung schmerzt, ist zu klären, ob eine Osteoporose vorliegt. Wenn ja, ist je nach Stadium entweder von einer Massage abzuraten oder diese ist zur Schmerzlinderung ganz vorsichtig und ohne Druck durchzuführen.

Grundsätzlich gilt, daß die Behandlung keine Schmerzen verursachen darf.

2. Strecken

Auf dem Kreuzbein wird mit dem Handballen nach unten ein Zug über das Steißbein hinaus ausgeübt. Die Finger der Massagehand zeigen zu den Füßen des Patienten, wobei die Wirbelsäule zwischen Zeigefinger und Mittelfinger geführt wird. Die zweite Hand liegt quer vor der Massagehand und verhindert ein ruckartiges Abgleiten.

Man muß darauf achten, den Zug vorsichtig und ganz langsam zurückzunehmen, damit der sogenannte Peitschenschlag-Effekt auf die Wirbelsäule vermieden wird. Ein ruckartiges Loslassen der Massagehand könnte Schmerzen verursachen. Der Ballendruck ist Gefühlssache. Am besten beobachtet man den Patienten genau, oder man fragt ihn.

Dieser Streckvorgang wird drei- bis sechsmal wiederholt.

3. Ölen

Die Wirbelsäule wird über die ganze Länge rund um die Wirbelkörper mit Johannisöl eingerieben. Dabei sollte man noch einmal darauf achten, daß der Patient entspannt liegt. Besonders das Gesäß und die Schulter-Nacken-Partie sind zu kontrollieren.

4. Einrichten

Die Wirbelsäule wird (wie unter Punkt 2 beschrieben) zwischen Zeige- und Mittelfinger geführt. Die Finger der Massagehand zeigen zu den Füßen des Patienten. Die andere Hand wird quer auf die Finger der Massagehand gelegt, damit diese nicht abgleiten. Man beginnt kurz über dem Steißbein und streicht (wie unter Punkt 2 beschrieben) nach unten, und zwar über das Steißbein hinaus. Mit der nächsten Streichung beginnt man etwas höher und verfährt im übrigen ebenso. Die nächste Streichung beginnt wiederum etwas höher, bis die letzte am Genick beginnt. Breuß arbeitete in vier bis acht Stufen. Auch hier muß man darauf achten, vorsichtig loszulassen.

5. Massage
Die Finger der Massagehand zeigen nun zum Kopf des Patienten. Beide Hände mit gestreckten Fingern liegen am Kreuzbein des Patienten, beschreiben einen Kreis nach außen und oben und gleiten dann rechts und links der Wirbelsäule wieder nach unten, und zwar jedesmal etwas höher beginnend, bis man den Nacken erreicht, zurück zum Kreuzbein. Die Kreise, oder besser die Ovale, werden immer größer. Dieser Vorgang wird etwa zehnmal wiederholt.

6. Ziehen
Gezogen wird mit beiden Händen von der Halswirbelsäule nach unten, wobei auch hier die Finger zum Kopf des Patienten zeigen. Die Zeigefinger tasten jedesmal in die Genickgrube und gleiten dann als Führung leicht auf oder neben der Wirbelsäule abwärts. Der Patient ist nun ganz entspannt, so daß es gut möglich ist, kleinste Unebenheiten und Wirbelverschiebungen zu ertasten und mit den Mittelfingern einzurichten.

7. Papier auflegen
Über die gesamte Wirbelsäule wird nun ein Seidenpapier etwa in der Größe 20 x 60 Zentimeter gelegt.

8. Ausstreifen und Entkrampfen
Von jetzt an ist die Behandlung, die auch bisher mit einer üblichen Massage wenig zu tun hatte, eher mit dem Heilmagnetismus zu vergleichen. Breuß nennt das Ausstreichen und Entkrampfen „Magnetisieren“.

Das Papier wird etwa sechsmal von oben nach unten auf der Wirbelsäule ausgestreift, und zwar mit langen, nicht unterbrochenen Strichen bis über das Gesäß hinaus. Wichtig ist es, diese Striche kreisförmig in der Luft zu beenden.

Danach legt man das Papier höher, bis auf den Kopf. Anschließend muß man es wieder mit beiden Händen, diesmal jedoch ruckartig, nach unten ausstreifen. Dabei muß das Papier durch das Ausstreifen (Magnetismus) mitwandern, bis es sich wieder in der ursprünglichen Position befindet, wo es die gesamte Wirbelsäule bedeckt.

Die Einzelstriche beendet man kreisförmig in die Luft hinein, indem man die aufgenommene Energie über die Füße des Patienten hinausschleudert (lüftet).

Jetzt wird ein Handtuch über das Papier gelegt.

9. Magnetisieren

Beim Magnetisieren muß der Therapeut darauf achten, daß die Kraft nicht aus ihm selbst kommt. Das wäre viel zu anstrengend und gefährlich. Jeder, der sich mit dem Phänomen des Heilmagnetismus beschäftigt hat, weiß das und kennt Möglichkeiten, sich zu schützen. Breuß selbst hat vor einer solchen Behandlung dieses Gebet gesprochen:

„Allmächtiger ewiger Gott, Schöpfer des Himmels und der Erde, ich bitte dich im Namen unseres Herrn und Heilandes Jesus Christus, deines vielgeliebten Sohnes, für diesen deinen Sohn (deine Tochter) NN um Gesundheit für Leib und Seele, ganz besonders für seine Seele."

Auch ich rufe die Hilfe meiner Höheren Macht an, bevor ich mit diesem Teil der Behandlung beginne. Hier muß jeder seinen eigenen Weg gehen.

Ich lege meine Hände locker auf die Wirbelsäule, wobei ich darauf achte, daß sie sich nicht berühren, um einen Magnetkurzschluß zu vermeiden.

Jede Hand liegt etwa eine Minute auf der gleichen Stelle, bis ich eine Reaktion bemerke. Auch der Patient spürt deutlich eine angenehme Wärme. Dann wandern die Hände Handbreit für Handbreit höher, nachdem ich die aufgenommene Energie jedesmal wieder ausgeleitet habe.

Der Therapeut muß erspüren, wie lange seine Hände aufliegen müssen. Ich habe die Erfahrung gemacht, daß es länger dauert, wenn ich Schmerzpunkte be*hand*le. Das ist sehr oft im Bereich der Lendenwirbelsäule, des Kreuzbeins und der Halswirbelsäule der Fall.

Zum Schluß bedankt man sich bei der höheren Instanz, die man zuvor um Hilfe angerufen hat.

10. Strecken am Kreuzbein

Nachdem Handtuch und Papier entfernt wurden, wird der Streckvorgang (wie unter Punkt 2 beschrieben) wiederholt.

11. Ruhe

Schließlich decke ich den Patienten mit dem Handtuch und einer Wolldecke sorgfältig ab und sage zu ihm: „Sie bleiben so lange liegen, wie es Ihnen angenehm ist. Es ist Ihre Zeit. Genießen Sie die Ruhe und die Harmonie." Ich selbst nutze die Zeit, um den Raum kurz zu verlassen und meine Hände mit viel frischem Wasser und Seife zu reinigen, nicht nur, um die Reste des Öls abzuwaschen, sondern mehr noch, um die letzten Spuren des Magnetisierens zu entfernen.

Die meisten Menschen empfinden die Ruhephase nach der Behandlung als besonders wohltuend. Manchen gelingt es allerdings nicht so gut, sich diese Zeit zu gönnen.

Sie werden schon nach einigen Minuten unruhig, während andere sogar das Knacken des Kassettenrecorders überhören, welches anzeigt, daß nun auch die Musik zu Ende ist, die sie 45 Minuten lang begleitet hat. Manche Patienten schlafen tief und fest. Ich wecke sie sanft.

Man sollte für die ganze Behandlung etwa sechzig Minuten einplanen.

Ein ganz großer Vorteil der Breuß-Massage ist, daß ein Vertrauensverhältnis zwischen dem Therapeuten und dem Patienten aufgebaut wird, der ja in den allermeisten Fällen schon eine lange Leidensgeschichte hinter sich hat. Dieser zunächst vielleicht etwas unsichere Patient erfährt nun am eigenen Leib, daß es wirklich nicht weh tut, daß nichts schmerzt, sondern daß im Gegenteil eine wohltuende Erholung eingetreten ist. Das gesamte Nervensystem konnte regenerieren. Die Rückenschmerzen sind verschwunden.

Dieser wunderbare Entspannungszustand ist die ideale Voraussetzung für das anschließende Einrichten der Wirbelsäule nach der Methode Dorn.

Rezepte

Johanniskrautöl

Die frisch gepflückten gelben Blüten des Johanniskrautes werden bis oben hin in eine Flasche gefüllt. Anschließend gießt man bestes Olivenöl (kalt gepreßt, erste Pressung) dazu und stellt die gut verschlossene Flasche drei bis sechs Wochen lang in die Sonne. Der Inhalt wird jeden Tag vorsichtig verschüttelt, bis das Öl eine intensive rote Farbe angenommen hat. Am Ende wird das Öl abgesiebt und kann nun verwendet werden.

Kräutertinkturen
Zwei Eßlöffel Kräuter werden in einem Viertelliter hochprozentigem Alkohol (klarer Schnaps, Obstler, Korn o. ä.) angesetzt. Die Mischung wird zwei bis vier Wochen oder länger täglich verschüttelt und je nach Färbung abgesiebt und mit dem Johanniskrautöl gemischt. Die Flasche mit dieser Mischung muß man vor jedem Gebrauch gut schütteln, weil sich der Alkohol nicht dauerhaft mit dem Öl verbindet. Der Vorteil einer Tinktur-Öl-Mischung ist, daß der Alkohol dafür sorgt, daß das Öl besser einziehen kann.

Bei harter Muskulatur eignet sich diese Mischung:

4 Teile	Erdnußöl
1 Teil	Brennessel-Tinktur
1 Teil	Hirtentäschel-Tinktur

Bei schwammigem Gewebe nimmt man zum Hartmachen:

6 Teile	Olivenöl
1 Teil	Zinnkraut-Tinktur
1 Teil	Johanniskraut-Tinktur
1 Teil	Ringelblumen-Tinktur

Franzbranntwein ist eine Tinktur aus Fichtennadeln. Um diese Tinktur herzustellen, füllt man eine Flasche bis zum Rand mit Fichtennadeln und gießt hochprozentigen Alkohol (Obstler, Wodka, Korn u. a.) dazu. Die Farbe dieser Tinktur ist braun. Grün ist nur der gekaufte Franzbranntwein.

Anmerkungen

1. Zeitschrift „Focus" 36/1995, Seite 145
2. Zeitschrift „Focus" 36/1995, Seite 144
3. Zeitschrift „Focus" 36/1995, Seite 143
4. unveröffentlichtes Manuskript von Dieter Dorn
5. *Pschyrembel Klinisches Wörterbuch*, 256. Auflage, de Gruyter, Berlin-New York, 1990, Seite 1101 f.
6. Zeitschrift „Focus" 36/1995, Seite 145
7. ebd.
8. Hay, Louise L.: *Gesundheit für Körper und Seele*, Heyne, München, 1984, Seite 26 ff.
9. Hay, a. a. O., Seite 246
10. Tietze, Henry G.: *Entschlüsselte Organsprache*, Knaur, München, 1985, Seite 190
11. Stearn, Jess: *Der schlafende Prophet*, Knaur, München, 1967, Seite 137
12. Dethlefsen, Thorwald/Dahlke, Rüdiger: *Krankheit als Weg*, Goldmann, München, 1989, Seite 289
13. unveröffentlichtes Seminarmanuskript
14. In solchen Fehlleistungen und Versprechern zeigt sich, daß eine unbewußte Motivation die bewußten Absichten stört. Das Unterbewußtsein erweist sich als stärker. Vgl. dazu Sigmund Freud: „Zur Psychopathologie des Alltagslebens", Monatsschrift für Psychiatrie und Neurologie, Band 10, Heft 1 und 2, 1901; abgedruckt in: Sigmund Freud: *Werke*, Fischer TB, Band 10438
15. Stearn, a. a. O., Seite 137
16. Sämtliche Angaben, die hier gemacht werden, sind der Schautafel „Die sanfte Wirbeltherapie nach Dorn" entnommen. Die Liste der hier genannten Beschwerden dürfte eindrucksvoll genug sein, obwohl es gut möglich ist, daß weitere Indikationen hinzukommen.

17. Porkert, Manfred: *Die chinesische Medizin*, Econ, Düsseldorf, 3. Auflage 1989
18. Kaptchuk, a. a. O., Seite 81
19. Kaptchuk, a. a. O., Seite 82
20. Kaptchuk, a. a. O., Seite 122
21. Waibel, Martin J.: *Rückenbeschwerden – Ganzheitliche Hilfe*, Econ, Düsseldorf, 1994, Seite 109
22. *Pschyrembel*, a. a. O., Seite 1551
23. *Pschyrembel*, a. a. O.
24. Corazza, Verena et al.: *Kursbuch Gesundheit*, KiWi, Köln, 1990, Seite 532
25. ebd.
26. *Pschyrembel*, a. a. O., Seite 1488 f.
27. *Kursbuch Gesundheit*, a. a. O., Seite 532
28. Dethlefsen/Dahlke, a. a. O., Seite 288
29. ebd.

Literatur

Bahr, Frank: *Akupressur*, Mosaik, München, 1991

Benner, Klaus-Ulrich: *Der Körper des Menschen*, Weltbild, Augsburg, 1991

Cerney, J. V.: *Akupunktur ohne Nadeln*, Bauer, Freiburg, 1975

Corazza, Verena et al.: *Kursbuch Gesundheit*, KiWi, Köln, 1990

Dethlefsen, Thorwald/Dahlke, Rüdiger: *Krankheit als Weg*, Goldmann, München, 1989

Faller, Adolf: *Der Körper des Menschen*, Thieme, Stuttgart-New York, 1988

Hay, Louise, L.: *Gesundheit für Körper und Seele*, Heyne, München,1984

Kaptchuk, Ted J.: *Das große Buch der chinesischen Medizin*, Barth, München, 1990

Kinateder, Harald: *Heilung – Dimensionen einer neuen Medizin*, Knaur, München, 1992

Lippert, Herbert: *Anatomie*, Urban & Schwarzenberg, München, 1989 (5. Auflage)

Muth, Christa: *Heilen durch Reflexzonentherapie an Füßen und Händen*, Heyne, München, 1990 (4. Auflage)

Platzer, Werner: *Taschenatlas der Anatomie*, Band 1 Bewegungsapparat, Thieme, Stuttgart-New York

Porkert, Manfred: *Die chinesische Medizin*, Econ, Düsseldorf, 1989 (3. Auflage)

Pschyrembel Klinisches Wörterbuch, de Gruyter, Berlin–New York, 1990 (256. Auflage)

Scheffer, Mechthild: *Selbsthilfe durch Bach-Blüten-Therapie*, Heyne, München, 1992 (13. Auflage)

Schwarz, Aljoscha/Schweppe, Ronald: *Die ganzheitliche Rückenschule*, Aurum, Braunschweig, 1994

Sommer, Karl (Hg.): *Der Mensch: Anatomie, Physiologie, Ontogenie*, Volk und Wissen, Berlin, 1990 (11. Auflage)
Stearn, Jess: *Der schlafende Prophet*, Knaur, München, 1967
Tietze, Henry G.: *Entschlüsselte Organsprache*, Knaur, München, 1985
Waibel, Martin J.: *Rückenbeschwerden – Ganzheitliche Hilfe*, Econ, Düsseldorf, 1994
Williams, Tom: *Was das Qi zum Fließen bringt · Grundlagen und Methoden der Traditionellen Chinesischen Medizin*, Aurum, Braunschweig, 1996

Ausbildungsstätten und Therapeuten

Dieter Dorn
Illerstraße 13
87763 Lautrach
(kann keine neuen Patienten mehr annehmen)

Naturheilpraxis Flemming
Therapie- und Ausbildungsseminare
An der alten Schmiede 2a
59505 Bad Sassendorf

Eine aktuelle Liste mit den Adressen aller von Dieter Dorn autorisierten Ausbildungsstätten erhalten Sie gegen Einsendung eines ausreichend frankierten und adressierten Rückumschlages von der Naturheilpraxis Flemming und vom Verlag. Zu den gleichen Bedingungen schicken wir Ihnen auch gern eine Liste mit Adressen von autorisierten Therapeuten in der unmittelbaren Nähe Ihres Wohnortes. Bitte haben Sie Verständnis dafür, daß wir nur von Dieter Dorn autorisierte Therapeuten vermitteln. Das kann in Einzelfällen bedeuten, daß die „unmittelbare Nähe“ nicht direkt vor der Haustür liegt. Adressen weiterer Therapeuten erhalten Sie von den jeweiligen Ausbildungsstätten.

Aurum Verlag in:
J. Kamphausen Verlag & Distribution GmbH
Postfach 101849
33518 Bielefeld

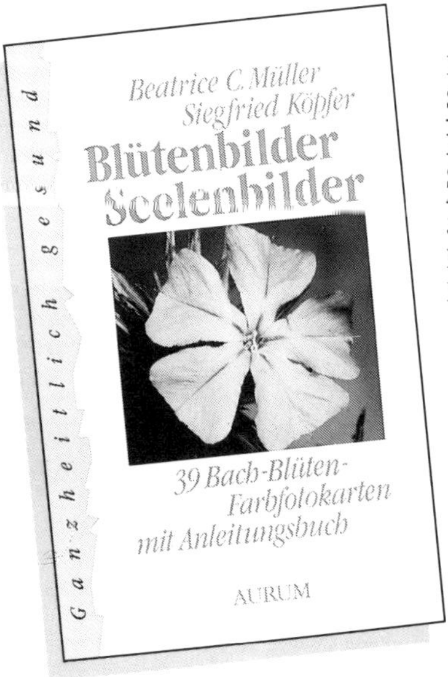

Beatrice C. Müller
Siegfried Köpfer

Blütenbilder – Seelenbilder

39 farbige Bach-Blüten-Fotokarten mit Anleitungsbuch
ISBN 3-591-08303-8

Die Blütentherapie nach Dr. Edward Bach besteht aus weit mehr als der Einnahme von Blüten-Essenzen. Es geht vielmehr um die aktive geistig-seelische Auseinandersetzung mit sich selbst beziehungsweise mit den Prinzipien der Blüten, in denen sich der einzelne Mensch wiederfinden kann.
In diesem Sinne ist die Bach-Blütentherapie ein Selbsterfahrungs- und Erkenntnisweg, der allerdings die Bereitschaft zur Auseinandersetzung mit den positiven und negativen Aspekten der eigenen Persönlichkeit voraussetzt.
Die Blütenkarten sind ideale Begleiter auf diesem Weg. In brillanten Farbaufnahmen zeigen sie jede einzelne Bach-Blüte und erklären ihr Prinzip – den negativen wie den positiven Aspekt – in kurzen, leicht verständlichen Texten.
Die Kombination Bild (auf der Vorderseite) und Text (auf der Rückseite) spricht visuelle und intuitive Menschen ebenso an wie mehr intellektuell orientierte.